ほんとうに
確かなことから考える
妊娠・出産の話

コクランレビューからひもとく

森 臨太郎・森 享子

医学書院

森　臨太郎（もり　りんたろう）

1995 年岡山大学医学部卒業（同大学院博士課程修了）。淀川キリスト教病院小児科・新生児科などで勤務。2000 年に渡豪し，新生児科診療に従事。2003 年に渡英し，ロンドン大学熱帯医学大学院で疫学・公衆衛生学を修めた後，英国立母子保健共同研究所に勤務。帰国後，東京大学大学院国際保健政策学准教授，国立成育医療研究センター研究所政策科学研究部長などを経て，現在国立人口基金・アジア太平洋地域事務所・地域アドバイザー。京都大学客員教授，コクランジャパン初代代表，コクラン妊娠出産グループエディターでもある。日英両国の小児科専門医。著書に，『持続可能な医療を創る──グローバルな視点からの提言』（岩波書店），『イギリスの医療は問いかける──「良きバランス」へ向けた戦略』（医学書院）など。

森　享子（もり　きょうこ）

1996 年徳島大学医学部卒業後，小児科医として勤務。2000 年に渡豪し，小児科診療に従事。英国ではロンドン大学精神医学研究所で研究に取り組みつつ，在英日本人の子どもの心や発達の相談に携わる。帰国後は，大阪府立母子保健総合医療センター発達小児科などで勤務。2014 年末，東京都杉並区に「子ども 心と育ちのクリニック」を開設。

ほんとうに確かなことから考える 妊娠・出産の話
──コクランレビューからひもとく

発　行　2018 年 3 月 1 日　第 1 版第 1 刷©
　　　　2021 年 6 月 1 日　第 1 版第 2 刷
著　者　森 臨太郎・森 享子
発行者　株式会社　医学書院
　　　　代表取締役　金原　俊
　　　　〒113-8719　東京都文京区本郷 1-28-23
　　　　電話　03-3817-5600（社内案内）
印刷・製本　アイワード

本書の複製権・翻訳権・上映権・譲渡権・貸与権・公衆送信権（送信可能化権を含む）は株式会社医学書院が保有します．

ISBN978-4-260-03542-2

本書を無断で複製する行為（複写，スキャン，デジタルデータ化など）は，「私的使用のための複製」など著作権法上の限られた例外を除き禁じられています．大学，病院，診療所，企業などにおいて，業務上使用する目的（診療，研究活動を含む）で上記の行為を行うことは，その使用範囲が内部的であっても，私的使用には該当せず，違法です．また私的使用に該当する場合であっても，代行業者等の第三者に依頼して上記の行為を行うことは違法となります．

JCOPY 〈出版者著作権管理機構　委託出版物〉
本書の無断複製は著作権法上での例外を除き禁じられています．複製される場合は，そのつど事前に，出版者著作権管理機構（電話 03-5244-5088，FAX 03-5244-5089，info@jcopy.or.jp）の許諾を得てください．

はじめに

　この本は，妊娠・出産に関して，「これはある程度確かなことだ」ということを示したうえで，実際にはどのように考えればよいのか，ということをお伝えしたいと考える中で生まれました。主に，一般の日常診療に従事している産科・小児科の医師や，助産師・看護師などの医療従事者に向けて，また，少し深く勉強してみたいと考えている一般の方，妊娠している女性とその家族を念頭において執筆しています。

　ひとくちに「確かなこと」といっても，その「確からしさ」にはピンからキリまでいろいろあります。今回は，「コクランレビュー」という，医療や健康の分野で最も信頼性が高いとされている国際的な組織でまとめた情報を紹介しています。全医療分野にまたがる 10,000 件近いコクランレビューから，妊娠・出産にかかわるものを集め，その中でも高度に医療的ではないもの，医療介入が多くは入らずに進行している（した）妊娠・出産に関して取り上げた内容は，ほぼすべて紹介するようにしました。

「確かなこと」を考えるときの情報源

　コクランとは，医療や健康にかかわる現場での判断をお手伝いするために，企業などから影響を受けない形で，できるだけ客観的な情報を集めてまとめ，それを公表している，医療者，研究者，市民からなる国際的な集まりです。1992 年に設立され，25 年を超える歴史をもつ組織です。設立当初は，権威主義的な医療を市民に取り戻し，客観的な情報（根拠）に基づく医療を樹立するための改革運動として始まりましたが，今では，どこの国の医療現場においても参照される，医療のスタンダードになりました。この「客観的な情報のまとめ方（＝系統的レビューといいます）」を考えて確立したのが，コクランであり，その核にある考え方「根拠に基づく医療」は，近年の医療分野の十大発明にも数えられています。

「確かなこと」と適切な距離感をもつ

　さて，実際に私たちは，この「確かなこと」とどのように付き合うべきでしょうか。

　私たち1人ひとりは，妊娠・出産にかかわる現場においても，すべて異なる身体と異なる社会やつながりの中で暮らしています。この本で紹介している「確かなこと」も，ある属性で個人を集めた集団としてみた場合に言えることであって，1人ひとりに100％合致するというわけではありません。しかしながら，その属性をある程度の人が持っているのも事実です。このため，日常の現場で判断をする際には，「確かなこと」とのつかず離れずの適切な距離感が重要になってきます。「確かなこと」との距離感を念頭におき，そのうえで，医療従事者と市民（あるいは妊産婦やその家族）が話をするときの共有のツールとして，この本をお使いいただけるとよいのではないかと思います。

　実際に各章を読み進めていくと，「確かなこと」というものは実のところあまりない，ということがわかると思います。さまざまな専門家が，それぞれに「こうだ」という意見を持っていますが，案外，誰もがみな納得するような事実というのは少ないものです。

　読み進める中で，自分の常識と異なることがあれば，一度立ち止まって自分の常識を疑ってみる，あるいは，示されている研究結果に本当に間違いがないのか考えてみることもよいでしょう。また，示されている研究結果が自分の常識に合うのであれば，その常識に一層自信を持って，日々の診療やケアにいかしていくというようにも活用いただけるのではないかと思います。

　2018年2月

　　　　　　　　　　　　　　　著者を代表して　森 臨太郎

系統的レビューとコクランレビュー

◎系統的レビューの3つの柱

　「系統的レビュー」とは，端的にまとめると，ある課題に関して行われた研究を，数多くある文献データベースなどをもとに網羅的に検索し，その文献の情報の質（言い換えれば研究の質）を系統的に評価し，一定の情報の質を持つモノだけ残して，それぞれの研究結果を可能な範囲で統計学的に統合したもの，ということになる。系統的レビューの作成には，以下の3つの大きな柱がある。

- 網羅的検索
- 批判的吟味
- メタ解析

　コクランは，メタ解析という統計解析手法を系統的レビューに応用し，系統的レビュー作成のための手法を標準化した。そして，この標準化手順に則ったものを「コクランレビュー」というようになった。

　網羅的検索には，電子化された書誌データベースにおいて，検索式を作成して行うものと，関連があると考えられる文献を積極的に手作業で検索していくものがある。通常は前者のみ，あるいは両方を組み合わせて行う。医学・医療分野の書誌データベースにはさまざまなものがあるが，一般的には三大医療関係文献データベースとして MEDLINE®，Cochrane Library, EMBASE が用いられることが多い。また，課題に応じて，その他の特異的なデータベースが用いられることも多い。

　網羅的検索は近年専門分野として確立しつつある状況にあり，こうしたデータベース検索を専門とする一群の専門家が，主に司書資格を有する者の中で育成されている。日本においては，日本医学図書館協会が中心となって資格制度を設けている。とはいえ，日本においては，系統的レビューを施行するうえで人的資源が圧倒的に充足しておらず，今後の基盤整備が待たれる領域である。

　二つ目の柱の批判的吟味では，系統立てて研究論文を分析し，その内

的，外的な妥当性を検証する。ランダム化比較試験においては，研究デザインがある程度標準化されていることもあり，比較的その方法は標準化されているが，ランダム化比較試験とともにその他の研究デザインも混同されている場合，評価方法が大雑把にならざるを得ないという課題がある。

批判的吟味は，医療従事者が行うことも多いが，実際には，社会医学系研究技法にある程度通じている必要があり，疫学や公衆衛生について系統立てて研修を受けた者が評価をすることが望ましい。医療従事者の基礎訓練として，こういった技術がしっかりと研修されていくことが望まれる。

三つ目のメタ解析は，統計学的技法である。昨今，ネットワークメタ解析や，メタ回帰分析など，高度な統計技法が必要とされ，統計モデルの選択などが課題になることも多い。系統的レビューの統計を専門とする生物統計家は少なく，この分野においても，多くの専門家が育成されることが望まれる。ただし，メタ解析を行うためのソフトは，コクランが提供している「レビューマネージャー」など，無料で手に入ることも多く，その点においては，一般的な研修者にとって，比較的手を出しやすい統計解析手法ともいえる。

◎コクランレビューを読むには

コクランレビューは Wiley 社から出版されており，「コクランライブラリ」のウェブサイト（http://www.cochranelibrary.com/）から検索でき，全文も読むことができる（英文）。要約や一般語訳だけならコクラン本体のウェブサイト（http://www.cochrane.org）から検索が可能である。コクランには全部で 10,000 件近いレビューが公開されているが，日本語に翻訳されているものも増えてきている。

Contents もくじ

はじめに iii
系統的レビューとコクランレビュー v

妊娠中〜産褥期の医療サポート　　　1

・妊婦健診・指導 1

自身の妊娠についての医学的な記録をもつこと 1
妊婦健診の回数 3
妊娠中の指導を個別に行なうか，集団で行なうか 4
妊婦健診を集団で行なうこと 4

・出産場所 6

医療介入を最小限にするような場所での出産 6
助産師が主導する妊娠・出産・産褥ケア 6
自宅分娩 7

・継続したサポート体制 8

電話による妊娠中や産褥期のサポート 8
妊娠・出産期間中の継続したケアの提供 9
出産後に健康な母子の早期退院 11

妊娠中〜産褥期の栄養　　　13

・栄養管理 13

妊娠中の摂取カロリーとタンパク質 13
妊娠前後の葉酸投与 15
妊娠中の葉酸投与 15

妊娠中の塩分制限	16
妊娠中のビタミン A 投与	17
妊娠中のビタミン C 投与	17
妊娠中のビタミン D 投与	18
妊娠中のビタミン E 投与	19
カルシウム投与と妊娠高血圧症候群	20
妊娠中のカルシウム投与	20
妊娠中の亜鉛投与	21
産後の食事や運動	22

・体重管理   23

妊娠中の有酸素運動	23
肥満妊婦の体重増加を防ぐ方法	23
体重減少を目的とした胃バンディング術	24
妊娠糖尿病を予防するための運動	24

・嗜好品の摂取   25

社会心理的な方法による妊娠中の禁煙	25
ニコチン置換療法を含めた薬物による妊娠中の禁煙	25
妊娠中の飲酒制限	27
妊娠中のカフェイン摂取	28

妊娠後期〜分娩期のケア   31

・早産の予防   31

早産につながるリスクの評価方法	31
自宅での陣痛監視	31
超音波を使用した子宮頸管の評価	32
胎児性フィブロネクチンの測定	32
下部生殖器官の感染症のスクリーニングと治療	32
単胎妊婦への経口 β 受容体刺激薬の予防的投与	33
双胎妊婦への経口 β 受容体刺激薬の予防的投与	33

Contents　もくじ

シクロオキシゲナーゼ（COX）阻害薬の投与　34
プロゲステロンの投与　34
細菌性腟症への抗菌薬の投与　35
プロバイオティクスの投与　35
ペッサリーの使用　35
子宮頸管縫縮術　36
ベッド上安静　36
リラクゼーション　37
特殊外来の設置　38
妊娠中の支援　38

・骨盤位のケア　40

妊娠37週以前の外回転術の効果　40
妊娠満期時の外回転術の効果　41
外回転術に補足的に行なう診療の効果　41
さまざまな体位変化による骨盤位の矯正効果　42
妊娠後期や分娩中の膝胸位の効果　42
お灸の効果　43
予定帝王切開の効果　44
迅速経腟分娩と通常の経腟分娩　45

・多胎妊娠への対応　48

多胎妊娠専用の健診プログラム　48
多胎妊娠における栄養　48
入院やベッド上安静による早産予防　49
子宮頸管縫縮術による早産予防　49
経口β受容体刺激薬の予防的投与　49
早期に分娩を開始すること　50
妊娠37週時点での分娩　50
予定帝王切開　51
早産の双生児を同じコットでケアする効果　51
不妊治療の方法　52

ix

出産に関するさまざまなルーチン 55

【剃毛】 55
【浣腸】 55
【分娩中の入浴と水中出産】 56
【分娩第 1 期における姿勢】 58
【分娩第 2 期の姿勢】 59
【パルトグラム（分娩進行表）の使用】 60
【内診】 60
【分娩中の食事や水分制限】 61
【分娩中に起こるケトーシス】 62
【点滴補液による分娩時間の短縮】 62
【会陰裂傷を予防する介入】 64
【会陰切開】 64

母子のメンタルヘルスケア 67

・妊娠早期からのケア 67

妊娠中・出産後のメンタルヘルスの評価 67
社会心理学的・心理学的な方法による妊娠うつ病の治療 69
マッサージ，鍼治療，光療法，ω-3 脂肪酸による
　妊娠うつ病の治療 69
産後うつの予防 72
社会心理学的・心理学的な産後うつの治療 72
抗うつ薬による産後うつ病の治療 73
ホルモン療法による産後うつの予防・治療 73
妊婦への家庭内暴力の予防・軽減 75

・産後の継続支援 76

産後の母児関係形成 76
集団で行なうペアレンティング・トレーニング 77
ベビーマッサージの効果 78
親のメンタルヘルス 79

Contents　もくじ

若年出産の親のメンタルヘルス　　　　　　　　　　80

赤ちゃんのケアと子育て　　83

・母乳育児　　83
母乳哺育開始の方法　　83
早期皮膚接触の効果　　84
母子同室の影響　　84
自律哺乳の影響　　85
カップ授乳の効果　　85
おしゃぶりの影響　　86
搾乳方法　　87
水分摂取量と母乳　　87
離乳食の開始　　88
完全母乳哺育の期間とアレルギー性疾患発症　　89
母乳哺育中の食事制限　　89
長鎖多価不飽和脂肪酸摂取の影響　　90
経口避妊薬の影響　　91
母乳哺育促進のための制度　　91
支援による母乳哺育期間の延長　　92
乳房ケアの効果　　93
産後乳腺炎の予防法　　94

・皮膚ケア　　95
おむつかぶれ　　95
おむつかぶれの治療法　　95
とびひ　　96
栄養補助によるアトピー性皮膚炎の治療　　98
プロバイオティクスによる湿疹治療　　98
食事制限によるアトピー性皮膚炎の治療　　99
アトピー性皮膚炎をもつ子どもたちへの心理教育的介入　　100

xi

・発達支援 101

言語発達遅延や障害への治療介入 101

ディスレキシア 102

自閉症スペクトラムに対する早期行動療法 103

親による早期介入 104

ソーシャルスキル向上のための介入 105

音楽療法 105

心の理論認知モデルによる介入 106

グルテン，カゼイン除去食 106

ω-3 脂肪酸補助療法 106

ビタミン B_6 およびマグネシウム補助療法 107

鍼指圧治療 107

ADHD に対するペアレンティング・トレーニング 108

家族療法 108

ソーシャルスキル介入 109

おわりに 111

索引 113

妊娠中～産褥期の
医療サポート

妊婦健診・指導

自身の妊娠についての医学的な記録をもつこと

　わが国の母子健康手帳のように，妊婦自身が医療的な記録をもつ制度の有効性について，現在にいたるまで合計 1,176 人の妊婦が参加した 4 件の質の高い研究があった。

　これらによると，受診の際に過去の記録を見ることができたり，妊婦自身が自分の妊娠についてコントロールできているような感覚や満足感を抱いたりできる一方，分娩時の介入（帝王切開や鉗子・吸引分娩など）が増える可能性がある。うち 3 件の研究では，妊婦自身が自分の妊娠に関する医療的記録をもちたいと考えている，としていた。ただし，こういった方法により妊娠中の喫煙を抑制したり，母乳育児が増えるといった効果があるかについては不明であった。

Brown HC, Smith HJ, Mori R, Noma H: Giving women their own case notes to carry during pregnancy. Cochrane Database of Systematic Reviews 2015, Issue 10. Art. No.: CD002856.

単なる記録ではない「母子健康手帳」

　日本では，妊娠が確定したら，医師や助産師から自治体で母子健康手帳の交付を受けるように言われる。妊娠を望んでいた女性にとって喜びの瞬間である。この母子健康手帳の原形は，1942 年の妊産婦手帳にさかのぼる。第 2 次

世界大戦中，栄養や母子保健サービスが行き届いていなかった時代から70年以上の歴史を経て，時代に即した内容に改正を重ねて日本独自に発展し，現在の形となっている。

　母子健康手帳には医療機関で健診結果を記入するほか，妊婦自身で記録する項目がある。母子健康手帳をぱらぱらと流し読みすることで，妊娠・出産・子育ての全体の流れのイメージがわく。たくさんの思い出の詰まった成長記録として，ひとり立ちする子どもに母子健康手帳を贈る親も多い。

　一方で，妊娠経過が「要観察」になったり，指導項目がたくさん入ったり，また難産など思うような出産にならなかった場合は，妊娠・出産がネガティブな思い出として残り，手帳を見るたびに思い出すという側面もある。また産後も，子どもが母子健康手帳に書かれているような発達をしていない場合は，課題の1つひとつができる・できないことに一喜一憂し，過剰な心配を生み出す可能性も否定できない。母子健康手帳を渡すときには，どのように位置付けるかというていねいな説明，また医療機関での記入時には，事実を記すだけではなく，記録としてどう記すか，という配慮が必要であろう。

医療サイドにとっても重要な情報源

　母子健康手帳の存在は，医療サイドにもメリットがある。妊娠・出産の経過，子どもの発達の単なる記録だけでなく，たくさんの情報を得られる媒体だからである。例えば，母親が母子健康手帳をどのように管理しているか，ていねいか，乱雑か，書き込みはどのような字体で，どのようになされているか。細かな字で，自分の思いや子どもの成長記録が記されていたり，写真が貼られていたりすることもある。その一方で，医療サイドの書き込みのみであとは空欄のまま，というケースもある。それまでたくさんあった書き込みが，ある時期を境にまったくなくなる場合には何らかの環境の変化が予想される。

　このような観察を通じて，母親の性格や，妊娠・出産・子育てへの思い入れや姿勢，さらにはさまざまなリスクまでもが推測できるのである。コクランのレビューからは喫煙抑制などの教育効果は明らかではないが，妊娠についての医療的な記録をもつことへの満足度は高く，今後も時代背景に即した発展が望まれる。

妊婦健診の回数

　妊婦健診の回数を減らすことなど，その内容に関して，現在まで合計約6万人の妊婦を含む7件の質の高い研究で検証されている。このうち4件は先進国で，3件は途上国での研究である。先進国での研究は妊婦健診の数を8回に減らした場合，途上国での研究は5回以下に減らした場合の効果と安全性についての検証であった。

　先進国であれ途上国であれ，早産や低出生体重の割合には有意な差は認められなかった。途上国で行なわれた研究を統合した結果，妊婦健診の数を減らしたことで周産期死亡（妊娠満22週以後の死産と早期新生児死亡）率が高くなる結果が示された。また，先進国，途上国を問わず，妊婦健診の回数が減ることで，妊婦の満足度が下がることが観察されている。

Dowswell T, Carroli G, Duley L, Gates S, Gülmezoglu AM, Khan-Neelofur D, Piaggio G: Alternative versus standard packages of antenatal care for low-risk pregnancy. Cochrane Database of Systematic Reviews 2015, Issue 7. Art. No.: CD000934.

14回は多い？ 少ない？

　妊娠中の健診制度は，その国々の文化背景や経験に即して独自に発展してきた。健診によって異常の早期発見や，妊娠経過の把握ができるが，健診の間隔や回数については，想像以上に科学的裏付けに乏しく，国による相違も大きい。

　妊婦健診の回数について，日本では，特にリスクのない妊婦は妊娠11週末までに3回程度，12〜23週末までは4週ごと，24〜35週末までは2週ごと，それ以降40週末までは1週ごとと，全14回程度の受診が勧められている。これはフィンランド，ノルウェー，米国などと同様に，回数が多い国に属する。ちなみにオランダでは12回，フランスでは7回，スイスでは3〜4回とされている。健診の内容も国によってさまざまであり，日本のように毎回超音波検査をする国は極めて稀である。

多ければ多いほどよいというわけでも……

　コクランのレビューでは，健診回数を減らすことで，周産期死亡率が高くなり，また妊婦の満足度が下がることが明らかになったが，これはごく当然の結果であろう。かといって，多ければ多いほどよいというものでもない。頻回の

健診は，身体的・心理的・経済的な負担にもなりうる。特に，正常に経過している妊娠で，仕事などにより休みが取りにくい場合や，第2子以降の妊娠で上の子どもがまだ幼い場合などは，受診自体がかなりの負担となる。また，社会全体の医療費の使い方という視点から考えたときに，過剰医療となりえたり，それでなくても多忙な産婦人科診療にさらに拍車をかけ，忙しくすることにもなりうる。

今後の健診制度を考える1つの材料に

果たして何回の健診が安全で適切なのだろうか。妊婦側・医療側の事情，社会全体の医療のバランスのなかで，線引きをするのは難しい。しかし少なくとも，現在の健診回数や内容には科学的な根拠があるわけではないことを意識しておく必要はある。たとえば，無料で行なわれる必要最低限の回数・内容の健診，個人の医療上の必要性に基づいた医療保険を利用した健診，そして個人的な希望に合わせたオプション的な有料の健診というように，健診を段階別にして組み合わせることも，今後の健診制度を考えるうえで1つの選択肢であろう。

妊娠中の指導を個別に行なうか，集団で行なうか

わが国の妊婦（両親）学級や助産師の個別指導といった妊娠中の指導は，これから親となる妊婦や家族に出産や子育てに対する準備の意味がある。こうした妊娠中の指導を個別的に行なうか，集団的に行なうか，どちらが有効かについて，現在に至るまで，合計2,284人の妊婦が参加した9件の質の高い研究があった。指導方法の詳細は研究によって異なり，その効果の検証の仕方も異なっていた。このため，現時点では科学的根拠としてどちらがよいかは一概には言えない。

Gagnon AJ, Sandall J. Individual or group antenatal education for childbirth or parenthood, or both. Cochrane Database of Systematic Reviews 2007, Issue 3. Art. No.: CD002869.

妊婦健診を集団で行なうこと

通常，多くの先進国では妊婦健診は個別的に行なう。米国で，8人から12人の，予定日が近い妊婦が集団で妊婦健診を行なうという試みがあ

り，その有効性について，現在まで，合計 2,350 人の妊婦が参加した 4 件の質の高い研究があった。ただし，この 2 件の研究では，妊婦の年齢と，健診の趣旨が異なっていた。1 件の研究では若年アフリカ系米国人妊婦を対象に性感染症を減らすことを健診の趣旨としており，もう 1 件は国防軍の新しい家族になることの準備を趣旨としていた。1 件の研究で，妊産婦の満足度が高かったとされていたが，そのほかに臨床的なアウトカムにほとんど差は認められなかった。

Catling CJ, Medley N, Foureur M, Ryan C, Leap N, Teate A, Homer CSE: Group versus conventional antenatal care for women. Cochrane Database of Systematic Reviews 2015, Issue 2. Art. No.: CD007622.

個別と集団のメリットとデメリット

妊婦指導と妊婦健診の方法について，個別と集団のどちらがよいのかレビューされている。妊娠中の指導において，個別と集団のどちらが優れているといえる科学的根拠は現時点の研究においてはない。また，集団で行なう妊婦健診に関しては，妊婦の満足度は上がるが，そのほかの側面でのメリットは明らかではなかった。

日本においては規定の形はなく，指導の内容や妊娠週数によって，個別と集団を組み合わせている施設が多い。個別では，医師による診察後の助産師による個別相談，集団では，母親教室や父親教室など，一般的な妊娠出産に関する知識や教育，家族としての理解とサポートを促すことを目的としたものが多い。個別だと，個人的な相談をより詳細にでき，プライバシーも守られやすい。1 対 1 なので聞きやすい，ということもある。あまり人に知られたくない相談や，より複雑で特殊な内容には，個別のほうが適していよう。一方で，集団だと，他の妊婦の相談を聞くなかで，知識や視点が拡がるというメリットもあるだろう。また，同じような悩みを抱えた人がいることの安心感，相互の教育効果が得られたり，同志のような意識が芽生え，地域でのネットワークづくりにもなりうる。デメリットとしては，プライバシーが守られなかったり，逆に同時期の妊婦と接することで，他の人との違いがより不安感を増強させる可能性もある。グループのメンバーによっては励ましあう支えのような仲間ともなりうるし，競争原理が過熱しかえってストレスが増す可能性もある。

指導内容や方法，時期に関して，個別，集団それぞれのメリットやデメリッ

トを考慮したうえで，継続的なニーズの把握と，指導効果の確認という両方向
へのフィードバックが大切であろう。

出産場所

医療介入を最小限にするような場所での出産

　病院における出産中の医療介入の増加に抵抗する形で，院内助産所
や，あるいは独立した助産施設がさまざまにつくられてきた。1 万 1,795
人の女性を含む 10 件の質の高い研究で，こういった場所での出産の効果
について検証された。独立した助産施設に関して検証した質の高い研究は
なかった。

　医療介入を最小限にするような施設での出産では，医療介入は減り，自
然分娩の可能性が高まり，女性の出産に対する満足度が高まり，産褥 1〜
2 か月を超えての母乳育児の割合も高くなることが示された。一方で女性
や児の安全面に関しては明らかな差は見出されなかった。なお，これらの
研究では，単に上記のような場所で出産することだけではなく，ほかの出
産サポートのあり方（助産スタッフが病院のスタッフの一員か，独立して
運営されているかなど）による影響も含まれているため，出産場所のみを
抽出して効果を検証し結果を示すことはできなかった。

　Hodnett ED, Downe S, Walsh D: Alternative versus conventional institutional settings for
birth. Cochrane Database of Systematic Reviews 2012, Issue 8. Art. No.: CD000012.

助産師が主導する妊娠・出産・産褥ケア

　助産師が中心となって提供される妊娠・出産・産褥のケアについて，1
万 6,242 人の女性を含む 13 の質の高い研究で検証された。すべての研究
で，それぞれの国で許可を受けている正式な助産師を対象としていた。

　助産師によるケアを受けた女性では，無痛分娩の数，会陰切開の数，鉗
子・吸引分娩の数が減り，自然分娩が増えることが示された。帝王切開の
数には有意な差がなかった。また，助産師によるケアでは，早産が減
り，24 週前の死産も減る傾向にあった。24 週以降の児の死亡に関しては

明らかな差はなかった。すべての研究で，ケアの経過中も必要に応じて医師の管理下に移行することになっていた。

Sandall J, Soltani H, Gates S, Shennan A, Devane D: Midwife-led continuity models versus other models of care for childbearing women. Cochrane Database of Systematic Reviews 2013, Issue 8. Art. No.: CD004667.

自宅分娩

自宅分娩を予定することは，最初から病院出産を予定することに比べて，妊娠出産の経過が変化するかどうかについて，11人の女性を含む1件の質の高い研究があった。もう1件の研究も同様の検証をしていたが，臨床上意義のある情報を報告していなかった。このため，全般として，一定の結論に結びつくだけの情報はなかった。

Olsen O, Clausen JA: Planned hospital birth versus planned home birth. Cochrane Database of Systematic Reviews 2012, Issue 9. Art. No.: CD000352.

出産の場やあり方の選択

出産場所や出産のあり方についてのレビューも，関心の高い分野の1つである。病院内につくられた院内助産所や，助産師が主導する妊娠・出産・産褥のケアといった，医療介入を少なくするような出産についてレビューされている。

日本では，第2次世界大戦後まもなくまでは，施設（病院，診療所，助産所）での出産は全体の4.6％に過ぎず，自宅で「産婆さん」に取り上げてもらうというお産が大多数だった。1960年代から施設分娩と自宅分娩の割合が逆転し，2011年度の厚生労働省人口動態調査によれば，施設分娩は全体の99.8％，自宅分娩は0.2％であり，施設分娩の内訳は病院52.0％，診療所47.0％，助産所0.9％となっている。

コクランのレビューを読むと，一見，病院や診療所での出産より助産施設での出産のほうが，医療介入が減り，出産への満足度が上がり，その後の母乳育児も増えるといったよい面が多いような印象を受けるが，解釈に注意が必要である。まず，病院や診療所より助産施設での出産を選ぶ人は，一般と比べて医療介入をできるだけ少なく，子育ても自然に近い形で，と考えている人が多い

可能性が高く，助産師によるサポートへの満足度が高く，母乳育児が増えるのもごく自然な結果といえよう。また，日本において，自宅分娩から施設分娩へと体制が変化したことで，周産期死亡率や妊産婦死亡率が劇的に改善したことを忘れてはいけない。お産でいちばん大切なことは，まず母子ともに安全にお産を終えることであろう。その次に，どのようなお産がよいかという選択があるのである。

　近年，医師不足や分娩施設の減少，妊産婦の多様なニーズに対応するために，正常経過の妊産婦を対象として，病院内に院内助産所や助産師外来を設置することが推進されている。2009 年には，院内助産所 47 件，助産師外来 353 件が設置されている。このように，緊急時のバックアップ体制や経過中に異常があった場合の速やかな連携など，安全性を確保したうえで，自分らしいお産を選択できるというシステムが広がっていけば好ましい。

継続したサポート体制

電話による妊娠中や産褥期のサポート

　妊娠中や産褥期における，電話による女性へのサポートの有効性について，現在まで 1 万 2,000 人の女性を含む 27 件の質の高い研究で検証されている。すべての研究で電話によるサポートの有無を比較していた。このうち 2 件の研究では自動化されたメッセージによるサポートであった。サポートの方法そのものを比較した研究はなかった。また，1 件を除いてすべて先進国で行なわれた研究であった。

　大多数の研究で，妊婦と医療従事者との電話による会話の効果を検証していたが，少数の研究では，妊婦同士の電話による会話の効果を検証していた。全般的には結果は一様ではなく，結論が出ない。

　電話によるサポートで，妊娠中に受けたケアに対する女性たちの満足度の向上が示されたが，これは 2 件の研究のみが検証していた結果のまとめである。妊娠や子育てに関する心配を減らすかどうかに関しての結果は一様ではなかった。2 件の研究では，サポートを受けた女性は産褥期にうつ傾向を示す点数が低くなる傾向かあったが，実際に産後うつ病であるという診断を受けた人数に関しては不明である。母乳育児を推奨するような

電話サポートの効果を検証した研究についても結果は一様ではなかったが，こうしたサポートにより母乳育児の期間が長くなるという結果も示された。電話サポートにより妊娠中に禁煙する女性が増えるという強い科学的根拠は見出されなかった。出生した新生児に関する影響はほとんど検証されていなかった。

いくつかのプラスの効果が示されているものの，全般的に電話によるサポートをすべての妊婦や母親を対象にして行なうとするには科学的根拠としては不十分であると考えられる。

Lavender T, Richens Y, Milan SJ, Smyth RM, Dowswell T: Telephone support for women during pregnancy and the first six weeks postpartum. Cochrane Database of Systematic Reviews 2013, Issue 7. Art. No.: CD009338.

妊娠・出産期間中の継続したケアの提供

看護師や助産師といった医療従事者，ドゥーラ*などと呼ばれる家族や医療従事者以外の女性，あるいは家族から，妊娠・出産期間中に継続的なサポートが提供されることの有効性について，1万5,000人以上の女性を含む17か国26件の質の高い研究によって検証された。

妊娠・出産期間中に継続的なサポートが得られた女性は，そうではない女性に比べて，自然分娩，すなわち帝王切開や鉗子・吸引分娩ではない出産が増えることが示された。また，サポートが得られた女性は鎮痛薬の使用がより少なく，自身の出産により満足し，分娩時間がより短くなることが示された。妊娠や出産の立ち会いに経験があり，サポートを提供するためにいる家族以外の者からのサポートの場合に，こういった効果がいちばん高い傾向があった。出産中，女性の関係者が立ち会うことは，誰も立ち会わないことに比べて，女性の出産体験をより満足させることも示された。

Bohren MA, Hofmeyr GJ, Sakala C, Fukuzawa RK, Cuthbert A: Continuous support for women during childbirth. Cochrane Database of Systematic Reviews 2017, Issue 7. Art. No.: CD003766.

＊ドゥーラ：妊娠，分娩，産褥期の母親を，心身ともに継続的に支援する，分娩経験のある女性。必ずしも専門家である必要はない。他の女性を支援する経験豊かな女性を意味するギリシャ語が語源。

電話相談の効果

　サポート体制のあり方として，電話によるサポートの効果もレビューされている。これは 27 件もの質の高い研究があり，関心の高い分野である。日本では，「妊娠なんでも 110 番」（奈良県），「おかやま妊娠・出産サポートセンター」（岡山県）など，地域の自治体や，病院が主体となった電話相談窓口が設けられている。メールでの相談を受けつけている施設もある。レビューの結果として，たとえば妊娠中に受けたケアへの満足度が上がるとか，母乳育児の期間が長くなるといった，いくつかのポジティブな結果があった。しかし実際に産後うつ病を減らす，妊娠中の喫煙を減らすなどといった点においては効果が明らかではなかった。

　電話相談では，匿名で可能ということ，相談したいときに相談できること，専門家からのアドバイスが気軽にもらえること，わざわざ受診する必要がないことなどのメリットが挙げられる。一方で，相談相手の人間性や専門性がみえず信頼してよいのか不安があったり，適切な判断に基づいたアドバイスが難しかったりするなどのデメリットがありうる。電話やメールでの相談は，一見敷居も低く役に立ちそうに感じるが，リスクを伴うことを改めて認識しておきたい。相談したがかえって傷つけられたとか，ますます不安になった，重大な医療的見落としがあったなどという，マイナスの効果を生み出す可能性も十分にあるのである。

地域ぐるみの継続的なサポートが安心をもたらす

　対面ではなく，電話やメールでの相談では，限られた情報をもとに判断してアドバイスをするわけであるから，さまざまな側面への考慮が必要であり，相談対応者の幅広い知識，問題を見極める能力，相談者との高度なコミュニケーション能力が必要となる。そういった意味から，各機関が独立して立ち上げるよりは，地域の妊娠・出産・子育てに携わる各施設と，保健・福祉の行政が連携して取り組んだほうが，質・体制ともに維持しやすいだろう。

　また，看護師，助産師など，家族以外で妊娠や出産の立ち会い経験のある女性から，妊娠・出産期間中に継続したサポートを受けることで，より医療介入の少ない自然な分娩が増え，妊産婦の精神的な安定ともなりうることが科学的に裏付けられた。これは，自分のことをよく知っている，一緒に妊娠経過をみ

てきた者同士という，人と人との信頼関係が安心感となり活きているのであろう。キーパーソンとなる人を中心とした継続的なサポートを考えるうえで，改めてその役割と責任を認識したい。

出産後に健康な母子の早期退院

　出産後病院に滞在する期間は，最近の 30 年間で多くの国で大きく短縮された。早期退院の影響について 4,489 人の女性を含む 10 件のランダム化比較試験で検証された。多くの研究の質が低く，また小規模であった。研究全般として，早期に退院することによる，産褥期のうつや母乳育児の期間，有害事象の発生に，有意な差は認めなかった。

> Brown S, Small R, Argus B, Davis PG, Krastev A: Early postnatal discharge from hospital for healthy mothers and term infants. Cochrane Database of Systematic Reviews 2002, Issue 3. Art. No.: CD002958.

早期退院には社会全体での支援体制が不可欠

　日本では，出産後の経過が母子ともに異常のない場合，産後 5 日前後で退院することが多い。これは欧米諸国と比べるとかなり長めの設定となっている。産後の過ごし方については個人によりさまざまな希望があるが，入院日数は病院や診療所によってあらかじめ決められていることが多い。

　長く入院することを希望する人からは，第 1 子である，赤ちゃんのケアが不安，家でサポートする人がいない，しっかりと身体を休めたいなどの理由をよく耳にする。一方で，早く退院したい人からは，家のほうが落ち着く，上の子どもがいる，費用がかかるなどの理由がよく挙げられる。

　2015 年，英国でキャサリン妃が出産当日に赤ちゃんを抱いて退院したニュースに，日本国内では驚きの声が上がったことは記憶に新しい。このように米国や英国などをはじめとして，出産翌日には退院となる国もある。入院費用が保険で賄われないことが早期退院の一因となっている面もある。早期退院がよいか悪いかは別として，入院期間はもう少し選択の幅があってよいのではないかと感じる。

　また，早期退院を可能にするには，産後の母体の経過や子どもの健康状態の観察，母乳育児の指導などを含めた，助産師の自宅訪問によるバックアップ体

制が構築されることが前提となるだろう。父親も育児休業を積極的に取得しやすい環境づくりなど，社会全体で子育てへの支援体制を組むことが不可欠である。

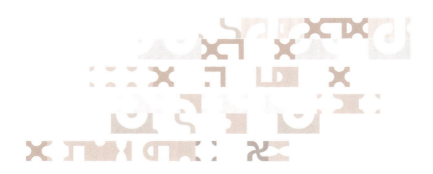

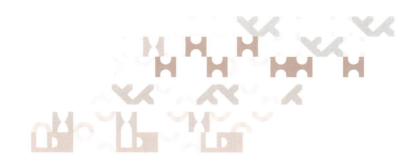

妊娠中〜産褥期の栄養

栄養管理

妊娠中の摂取カロリーとタンパク質

　おなかの中にいる赤ちゃんはすべての栄養素をお母さんから受け取る。このため，妊婦へ栄養補助を行なったり，栄養に関する助言をしたりすることは，赤ちゃんの成長につながる。このレビューでは妊娠中の摂取カロリーやタンパク質に関して，ランダム化比較試験で検証された結果をまとめた。その結果，4つのことがわかった。

➤栄養に関して適切な助言をすることで，妊婦のタンパク質摂取量は増えた。449人の妊婦を対象とした2件の試験で早産が減ったこと，389人の妊婦を対象とした1件の試験で赤ちゃんの頭囲が長くなったことがわかった。

➤摂取カロリーとタンパク質のバランスを維持したまま，その摂取量を増やすことに関しては，5,385人の妊婦を対象とした11件の試験で出生体重が増えたこと，3,384人の妊婦を対象とした5件の試験で死産が減ったこと，4,408人の妊婦を対象とした7件の試験で在胎期間に比べて体重の少ない赤ちゃんの割合が減ったことが示されたが，長期にわたる効果は不明であった。

➤高タンパク質の栄養補助に関しては，505人の妊婦を含めた1件の試験で検討されたが，効果は不明であった。

➤摂取カロリーは一定のままタンパク質の摂取量を増やすような栄養補

助に関しては，184 人の妊婦を含めた 2 件の試験で検討されたが，
効果は不明であった。

Ota E, Hori H, Mori R, Tobe-Gai R, Farrar D: Antenatal dietary education and
supplementation to increase energy and protein intake. Cochrane Database of Systematic
Reviews 2015, Issue 6. Art. No.: CD000032.

若い女性のやせと赤ちゃんの出生体重

　食生活の豊かな現代の日本において，肥満やダイエットは非常に関心が高い
テーマである。一方で，若い女性のやせの問題が深刻化している事実は意外に
知られていない。やせ願望の強い日本人女性であるが，実際太っているのかと
いうと，そういうわけではない。

　OECD（経済協力開発機構）34 か国を対象とした肥満率の国際比較では，
日本人女性は肥満率最下位なのである。妊娠適齢期である 20〜30 代の女性を
みると，2012 年のデータでは，肥満者（BMI≧25）は 10％前後，一方でやせ
の女性（BMI＜18.5）は 20％前後と，なんと約 2 倍もいるのである。それと
関連して，出生時の平均体重はこの 35 年間で約 200 g 減った。また，2,500 g
以下の低出生体重児は，1975 年には 4.6％だったのが，2009 年には 8.3％
と，約 2 倍になっている。

恐怖の体重測定

　実際，妊婦同士が産婦人科の待合室で健診を待つ間，体重が話題になること
はとても多い。出産後も，妊娠中の体重増加のことが頻繁に話題に上る。「健
診の体重測定がストレスで，その日は朝食を抜いた」とか「健診の日はできる
だけ"軽い"洋服を着た」などという話が面白いほど出てくるのである。健
診，特に体重測定がストレスとなり，体重や食生活に対して過剰に敏感になっ
ている可能性も否定できない。

一生の健康管理につながる

　日本人の若い女性のやせ志向。朝食を抜いたり，低カロリー食を続けたりす
る結果，タンパク質の摂取量も不足傾向にある。健康な身体をつくり，体力の
根幹となりうるタンパク質の摂取量が不足傾向にあるのは，妊娠・出産はもち
ろん，一生の健康管理においても重要な問題である。特に，やせ傾向から正常

域までの体重の妊婦の保健指導においては，不必要なプレッシャーにならない
ようにしながらも適切な指導が望まれる。

妊娠前後の葉酸投与

　二分脊椎をはじめとする奇形の予防を目的とした妊娠前後の葉酸投与に
関しては，7,391人の女性を含む5件の質の高い研究で検証されている。
このうち2,033人は二分脊椎の児の出産歴を有する女性であった。総体
として，二分脊椎に関しては有意に70％以上発症率を下げた。口唇口蓋
裂や先天性心疾患，流産の率などには違いは認められなかった。

De-Regil LM, Peña-Rosas JP, Fernández-Gaxiola AC, Rayco-Solon P: Effects and safety of
periconceptional oral folate supplementation for preventing birth defects. Cochrane
Database of Systematic Reviews 2015, Issue 12. Art. No.: CD007950.

妊娠中の葉酸投与

　妊娠中の葉酸投与に関しては1万7,771人の女性を含む31件の質の高
い研究で検証されている。早産や新生児死亡などへの影響は観察されな
かったが，平均出生体重に135gの有意な増加が観察された。巨赤芽球
性貧血の頻度は減少したが，それ以外の貧血に関しては有意な差を認めな
かった。

Lassi ZS, Salam RA, Haider BA, Bhutta ZA: Folic acid supplementation during pregnancy
for maternal health and pregnancy outcomes. Cochrane Database of Systematic Reviews
2013, Issue 3. Art. No.: CD006896.

各国が葉酸摂取を勧告

　妊娠・出産の管理において明確に結論が出ているものが非常に少ないなか，
葉酸は二分脊椎の予防に対して極めて高い有効性があると報告されている。米
国はこれらの研究結果を踏まえて，1992年に妊娠可能な全女性に対して1日
0.4mgの葉酸摂取を勧告した。続いて，英国，ノルウェー，南アフリカ，
オーストラリア，カナダでも同様の勧告が出された。日本でも，厚生労働省か
ら同様の勧告が2000年に出されている。

積極的な情報提供や教育を

筆者らは英国とオーストラリアに住んでいたことがあるが，そこでは「妊娠を望んでいる人は，まず葉酸を飲み始めよう」といったキャッチフレーズをよく見かけた。家庭医（かかりつけ医）からも，妊娠希望を告げるとすぐに葉酸を飲むように指導があった。一般の人にも情報がかなり浸透していたと思われる。

日本では，妊娠して産科にかかっても葉酸の話は一度も出なかったし，医療従事者ですらその事実を知っている人は思いのほか少ない。確かに，二分脊椎の発症は多因子であり，葉酸摂取ですべてが解決できるわけではない。しかし，これだけの予防効果の根拠が示され，かつ適用量での服用は安全性が高いと考えられている現状において，もう少し積極的な情報提供や教育を行なってもよいのではないか。諸外国の取り組みとの間で温度差を感じるテーマである。

妊娠中の塩分制限

妊娠高血圧症候群にならないために，通常の妊娠において塩分制限を行なうことの効果について，603人の女性を含む2件の質の高い研究で検証された。意義のある効果は示されなかった。

Duley L, Henderson-Smart DJ: Reduced salt intake compared to normal dietary salt, or high intake, in pregnancy. Cochrane Database of Systematic Reviews 1999, Issue 3. Art. No.: CD001687.

過剰な塩分摂取，極端な塩分制限は控える

塩分摂取が多いと言われている日本。国民健康・栄養調査によると，20〜30代女性の塩分摂取量は2012年では1日約9gとされ，厚生労働省が掲げている目標量7.0 g/日未満を上回っている。妊娠高血圧症候群については治療7〜8 g/日，予防10 g/日が望ましいとされている。今回の研究では効果は示されなかったが，妊娠において過剰な塩分摂取を控え，また極端な制限も控えるという方向性には変わりがないだろう。

妊娠中のビタミン A 投与

妊娠中のビタミン A 投与については，31 万人の女性を含めた 19 件の質の高い研究で検証されている。妊産婦や新生児の重要なアウトカムに関しては有意な差を認めなかった。夜盲症のリスクを軽減し，ビタミン A が欠乏している集団や HIV 陽性の集団では貧血を減少させた。ビタミン A 投与により，母体の感染症の予防につながることが南アフリカ，ネパール，インドネシア，タンザニア，英国の研究の統合結果から示唆された。

McCauley ME, van den Broek N, Dou L, Othman M: Vitamin A supplementation during pregnancy for maternal and newborn outcomes. Cochrane Database of Systematic Reviews 2015, Issue 10. Art. No.: CD008666.

日常的な食生活の見直しを

野菜には，ビタミン，ミネラル，食物繊維など，健康の維持と増進に必要なさまざまな栄養素が多く含まれており，妊婦や授乳中の母親は十分量を摂取する必要がある。やせ願望の強い日本人若年女性は，主食や肉類をカットしてその分野菜を食べているのかというと，そういうわけでもない。野菜の摂取目標は 1 日 350 g 程度であるが，20～30 代の女性では，平均摂取量 240 g とかなり不足しているのである。タンパク質の摂取不足とともに，日常的な食生活の見直しが必要である。

ビタミン A は摂取しすぎないように……

ビタミン A は脂溶性ビタミンで，不足すると視覚障害などを引き起こすことが知られている。しかし現在の日本では摂取不足はあまり心配なく，主に途上国での摂取不足が問題となっている。逆に，過剰摂取による催奇形性などの報告もあるため，特に妊娠初期は摂取しすぎないように配慮が必要である。

妊娠中のビタミン C 投与

妊娠中のビタミン C 投与については，2 万 4,300 人の女性を含む 29 件の質の高い研究で検証されている。死産，周産期死亡，子宮内発育遅延などの発症率，出生体重に差は認められなかったが，投与群で早産の発症率

が少しだが有意に高かった。妊娠高血圧症候群の予防効果については微妙な結果であった。

Rumbold A, Ota E, Nagata C, Shahrook S, Crowther CA: Vitamin C supplementation in pregnancy. Cochrane Database of Systematic Reviews 2015, Issue 9. Art. No.: CD004072.

たくさん摂っても排泄されるビタミンC

ビタミンCは水溶性ビタミンで、パセリやブロッコリー、ピーマンなどの緑黄色野菜、レモンやいちごなどの果物に多く含まれている。主な働きとしては、抗酸化作用やコラーゲンの生成、また免疫能を高めたり、メラニン生成を抑えたりすることが知られている。

厚生労働省が定める成人女性のビタミンCの1日の推奨量は100 mg（妊婦は110 mg、授乳婦で145 mg）であるが、ビタミンCの妊娠への働きは現時点では明らかになっておらず、また妊婦に対する付加量についても明確なデータに基づいて決められているわけではない。ビタミンCは水に溶けやすく、熱に弱いこと、過剰分は体内から数時間で排泄されることなどから、一度にたくさん摂取しないようにするほか、調理方法にも気をつける必要がある。

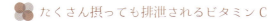

妊娠中のビタミンD投与については、2,833人の女性を含む15件の質の高い研究で検証されている。投与群では有意に血清中のビタミンDが増加していた。また、ビタミンD投与のあるなしで比較した2件の研究で、妊娠高血圧症候群の発症に有意な減少がみられた。さらに、投与群で有意に早産および低出生体重児の出生率が低かった。そのほかの結果に関しては有意な差は認めなかった。

De-Regil LM, Palacios C, Lombardo LK, Peña-Rosas JP: Vitamin D supplementation for women during pregnancy. Cochrane Database of Systematic Reviews 2016, Issue 1. Art. No.: CD008873.

ビタミンDと外気浴

ビタミンDは、骨・カルシウム代謝に重要な脂溶性ビタミンで、不足すると児にくる病（骨の変形、骨折）や低カルシウム血症によるけいれんなどを起

こす。レバー，卵黄，さば，いわしなどに多く含まれ，食事から摂取されるほかに，日光を浴びると皮膚で合成されることが知られている。妊婦はビタミンD欠乏に陥りやすく，特に日本人を含む有色人種ではその危険性が高いことが以前から指摘されているが，どのくらいの投与が安全かつ効果があるのかは明確になっていない。

　戦後の栄養状態の悪い状況下，日照時間の短い地域では，くる病が多発した。しかし，近年栄養面での不足は少なくなり，逆に紫外線の有害性が注目されたこともあり，1998年には母子健康手帳から「日光浴」の言葉が削除された。しかし，正常新生児にも潜在性のビタミンD欠乏症が非常に多いという報告も出てきていることから，さらなる研究が望まれ，慎重な対応が必要である。日焼けを気にして極端に日に当たるのを避けたり，紫外線防止剤（日焼け止め）を過度に使用したりという女性も少なくない。もちろん不必要な紫外線に長時間曝露することは避けるべきだが，適度な外気浴は母の心身の健康と児の健やかな成長発達のために大切であることを忘れてはならない。

妊娠中のビタミンE投与

　妊娠中のビタミンE投与については，2万2,129人の女性を含む21件の質の高い研究で検証されている。胎盤早期剝離の頻度が上昇したとの結果もあったが，ビタミンEの作用によるものかどうかは不明であった。

Rumbold A, Ota E, Hori H, Miyazaki C, Crowther CA: Vitamin E supplementation in pregnancy. Cochrane Database of Systematic Reviews 2015, Issue 9. Art. No.: CD004069.

よくわかっていないビタミンEの妊娠への働き

　ビタミンEは脂溶性ビタミンで，油脂類，アボカド，うなぎ，アーモンドなどに多く含まれる。主な働きは抗酸化作用である。日本を含めた現在の先進国では，摂取不足はあまり心配なく，途上国における摂取不足が問題となっている。妊娠中，ビタミンEは胎盤における血流促進，フリーラジカルなどからの保護，胎児への酸素供給量増加などの働きをすると考えられており，その欠乏は胎盤異常や流産，胎児の発育遅延をもたらす可能性があるという報告もあるが，詳細はわかっていない。今回の研究でも，ビタミンE投与がこれらに効果があるという結論は出なかった。

カルシウム投与と妊娠高血圧症候群

妊娠高血圧症候群を予防する目的での，高用量（1 日 1 g 以上）のカルシウム投与に関して，1 万 5,730 人の女性を含む 13 件の質の高い研究で検証されている。妊娠高血圧症候群や高血圧を防ぐ効果が有意に示されており，特に低カルシウム食を基本とする集団では効果が大きい傾向にあった。また，早産の頻度も下げる傾向にあり，うち出生した子どもの経過を長期に観察した 1 件の研究では，小児期の血圧も下げる傾向にあった。一方で，頻度は稀ではあるものの，カルシウム投与群で HELLP 症候群の発症が有意に多かった。

低用量（1 日 1 g 未満）の投与に関しては，2,234 人の女性を含めた 10 件の質の高い研究で検証されている。妊娠高血圧症候群の予防効果は示されているが，それ以外の項目に関しては有意な差を認めなかった。

Hofmeyr GJ, Lawrie TA, Atallah ÁN, Duley L, Torloni MR: Calcium supplementation during pregnancy for preventing hypertensive disorders and related problems. Cochrane Database of Systematic Reviews 2014, Issue 6. Art. No.: CD001059.

妊娠中のカルシウム投与

妊娠高血圧症候群予防以外の目的に関しては，1 万 6,602 人の女性を含む 21 件の質の高い研究で検証されている。早産の頻度や低出生体重児を出生する割合に関しては有意差は示されなかったが，カルシウム投与群で出生体重平均が有意に増加した。

Buppasiri P, Lumbiganon P, Thinkhamrop J, Ngamjarus C, Laopaiboon M, Medley N: Calcium supplementation (other than for preventing or treating hypertension) for improving pregnancy and infant outcomes. Cochrane Database of Systematic Reviews 2015, Issue 2. Art. No.: CD007079.

牛乳 1 本分足りないカルシウム

タンパク質とともに，カルシウムの摂取不足も問題であることはご存じだろうか？　20〜30 代の女性では，カルシウムは 1 日当たり 600〜700 mg を摂取することが勧められているが，実際には平均 450 mg/日くらいの摂取と報告さ

れており，約牛乳 1 本分（227 mg/200 mL）不足している。妊娠中は，カルシウムの吸収率が上がることから，妊娠高血圧症候群などがない場合は特にカルシウムを付与する必要はないとされているが，日頃から不足気味の日本人女性においては，必要量を摂取できているか妊婦さんと食生活の見直しを一緒にできればなおよい。

また，カルシウムは摂取してもすべてが吸収されるわけではなく，吸収率が高いとされる牛乳でもおよそ 4 割程度しか吸収されないという報告もある。ビタミン D や乳糖とともに摂取することで吸収率が上がること，食材や調理法により吸収率が異なることも知っておく必要があるだろう。

妊娠中の亜鉛投与

妊娠中の亜鉛投与については，1 万 7,000 人の女性を含む 21 件の質の高い研究で検証されている。投与により早産や低出生体重の頻度を有意に下げることが示されたが，これらの研究は背景に低栄養状態が存在する途上国で行なわれていた。それ以外の結果に差は認めなかった。

Ota E, Mori R, Middleton P, Tobe-Gai R, Mahomed K, Miyazaki C, Bhutta ZA: Zinc supplementation for improving pregnancy and infant outcome. Cochrane Database of Systematic Reviews 2015, Issue 2. Art. No.: CD000230.

体内ではつくられない亜鉛

亜鉛は，身体のなかで鉄に続いて多い必須微量元素で，多種の酵素活性に関与する。亜鉛欠乏症の症状は多彩で，味覚障害，疲労，皮膚炎，褥瘡の発症などがある。児においては，早産や低出生体重との関連がわかっている。

亜鉛は体内でつくられないため，食物から摂取する必要がある。牡蠣，牛モモ肉，レバー，パルメザンチーズなどに多く含まれている。先進国においては，摂取不足による一次性の亜鉛欠乏症は稀であるが，妊婦は胎児に亜鉛が送られるため相対的に不足しやすい。妊婦が味覚異常を訴える場合，"つわり"以外にも，亜鉛不足を検討する必要がある。途上国においては，ユニセフが妊婦に亜鉛を含んだ複合サプリメントを服用することを勧めている。

産後の食事や運動

　産後のダイエットや運動によって体重を産前の水準に戻すことの効果について，910 人の褥婦が参加した 12 件のランダム化比較試験で検証されている。2 件の研究で検証された運動による効果は証明されなかったが，食事制限（1 件）および両方（7 件）では有意に体重減少の効果が認められた。食事制限のみの場合と運動を追加した場合の比較では，有意な差を認めなかった。母乳哺育への影響は示されなかった。

　Amorim Adegboye AR, Linne YM: Diet or exercise, or both, for weight reduction in women after childbirth. Cochrane Database of Systematic Reviews 2013, Issue 7. Art. No.: CD005627.

無理のない範囲で食事や運動を意識する

　妊娠中の体重管理については，『産婦人科診療ガイドライン』をはじめとして指針が具体的に示されており，臨床現場でもかなり関心の高い問題である。一方で，出産後の体重管理に関する研究やデータは驚くほど少ない。母乳育児をするとやせるとか，第 2 子，第 3 子と出産を重ねるうちに体重が落ちにくくなるとか，産後，骨盤をしめておかないと太りやすい体質になるなど，いろいろな噂が飛び交うが，科学的根拠は今のところ明らかではない。

　体重を産前の水準に戻すことも大切であるが，育児に追われ忙しさを極めるこの時期，気になってはいても現実には自分のことには手が回らないということもあろう。また，体重を気にすることがストレスとなっては本末転倒である。極端な食事制限や運動は，産後の身体には負担になり母乳に影響を及ぼす可能性もある。できる範囲で無理なく，健康的な食事や運動を意識するなかで，気がついたらいつの間にか産前の体重水準に戻っていたというのがよいのではないだろうか。

　産後の体重の戻り方が，どのように女性のその後の生活に影響していくのか，健康，メンタルヘルス，尿失禁や腰痛など出産の合併症との関連でも，今後科学的な探究の望まれるテーマである。

体重管理

妊娠中の有酸素運動

妊娠中の有酸素運動については，1,014 人の女性を含む 14 件の質の高い研究で検証されている。身体的運動機能（有酸素能力や心肺機能など）の向上については，報告している 9 件の研究のうち 6 件で有意な差を認めた。運動群に早産が多い傾向が示されたが，有意な差ではなく，平均的には在胎週数が長くなることが示された。

Kramer MS, McDonald SW: Aerobic exercise for women during pregnancy. Cochrane Database of Systematic Reviews 2006, Issue 3. Art. No.: CD000180.

運動で生活リズムを整え，メンタルヘルスを向上させる

妊婦の体調に合わせた適度な運動は，感覚的にはよいのではないかという気がするが，研究においては，上記のように効果があまり明らかに示されていない。かといって，必要ないとは言えないだろう。適度な運動をした後に，疲れたけれど，すっきりと気分爽快になった体験は誰しもあるだろう。

生活のリズムを整えるという意味においても，メンタルヘルスの向上という視点においても，体調に合わせた適度な運動は，大切だと考えてよいのではないだろうか。

肥満妊婦の体重増加を防ぐ方法

肥満妊婦は自身や赤ちゃんに重篤な合併症をもたらすことがある。たとえば，糖尿病や高血圧などの高いリスクがあり，場合によっては流産や死産の可能性もある。赤ちゃんにさまざまな奇形を起こす可能性もある。一般的に肥満妊婦の場合は，体重の減少そのものは避ける必要があるものの，体重増加の範囲は 5.0〜9.1 kg とされている。こういった肥満妊婦の体重増加を減らすための方法について検討したランダム化比較試験を網羅的に検索したが，見つからなかったため，その効果のほどは不明である。

Furber CM, McGowan L, Bower P, Kontopantelis E, Quenby S, Lavender T: Antenatal interventions for reducing weight in obese women for improving pregnancy outcome. Cochrane Database of Systematic Reviews 2013, Issue 1. Art. No.: CD009334.

体重減少を目的とした胃バンディング術

　妊婦の肥満や多すぎる体重増加は問題である。肥満の予防や治療策として，胃をバンドでくくるような手術（胃バンディング術）をしている女性が増えてきた。しかしながら，こういった女性が妊娠した際にバンディングの強さをどのように調整するかに関しては，施設や医師によって異なる。こういった胃バンディング術の調整方法について検討したランダム化比較試験を網羅的に検索したが，見つからなかったため，その効果のほどは不明である。

Jefferys AE, Siassakos D, Draycott T, Akande VA, Fox R: Deflation of gastric band balloon in pregnancy for improving outcomes. Cochrane Database of Systematic Reviews 2013, Issue 4. Art. No.: CD010048.

妊娠糖尿病を予防するための運動

　妊娠糖尿病を予防するための運動の効果については，1,115人の女性を含む5件の質の高い研究で検証されている。妊娠糖尿病の発症率，帝王切開の率，出生体重などのアウトカムに関して，有意な差を認めなかった。

Han S, Middleton P, Crowther CA: Exercise for pregnant women for preventing gestational diabetes mellitus. Cochrane Database of Systematic Reviews 2012, Issue 7. Art. No.: CD009021.

肥満がもたらす問題

　次に，肥満妊婦への対応の問題である。肥満が妊娠にもたらす問題は，母体のみならず，胎児にも多岐にわたる。肥満妊婦のリスクを考えると積極的な介入が望まれるが，妊娠を契機にというより，日常からの健康管理，生活習慣病予防という観点からのアプローチが重要であろう。米国をはじめとして，ニュージーランド，英国，オーストラリアといった英語圏の諸国，また，メキ

シコ，ハンガリー，ギリシャ，チリ，トルコといった途上国的色彩の濃い国は肥満率が高く，国家的問題となっている。日本では，胃のバンディング手術は，年間 100 例程度と推測されているが，欧米では 2008 年度にはなんと 34 万 4,000 件も行なわれている。これからの日本，先ほどの若い女性のやせの問題と中年男性の肥満の問題という両極端へ二分していかないようにしていきたい。

嗜好品の摂取

社会心理的な方法による妊娠中の禁煙

　社会心理的な方法を用いた妊娠中の禁煙については，2 万 8,000 人を超える女性を含む 88 件の質の高い研究で検証されている。全般として，妊産婦の禁煙は低出生体重や早産を予防することが示された。

　インセンティブ（動機づけ）を提供する方法がもっとも禁煙成功率が高く，低出生体重児の割合も減少した。カウンセリングは禁煙を成功させるが，それはほかの方法を組み合わせたときのみであった。フィードバックの提供も同様に，ほかの方法を組み合わせたときのみ，禁煙を成功させた。そのほかの健康教育などは禁煙を成功させるかどうか不明であった。

Chamberlain C, O'Mara-Eves A, Porter J, Coleman T, Perlen SM, Thomas J, McKenzie JE: Psychosocial interventions for supporting women to stop smoking in pregnancy. Cochrane Database of Systematic Reviews 2017, Issue 2. Art. No.: CD001055.

ニコチン置換療法を含めた薬物による妊娠中の禁煙

　ニコチン置換療法*を含めた薬物による妊娠中の禁煙については，2,210 人の女性を含む 9 件の質の高い研究で検証されている。全般として禁煙成功率に有意な差は認められなかった。ただし，プラセボ対照を用い

＊ニコチン置換療法：タバコに含まれるニコチンを喫煙以外の方法で置換し，ニコチンの離脱症状（イライラや集中困難など）を軽減させながら，徐々に置換されたニコチンの摂取量を減らし，禁煙に導く療法。

ていない研究では，禁煙を有意に成功させていた。禁煙に導く以外の母体や胎児への影響については，1件の研究をのぞいて有意な差を認めなかった。

Coleman T, Chamberlain C, Davey MA, Cooper SE, Leonardi-Bee J: Pharmacological interventions for promoting smoking cessation during pregnancy. Cochrane Database of Systematic Reviews 2015, Issue 12. Art. No.: CD010078.

わかっていても止められない

妊娠と喫煙は研究の報告数も多く，関心の高いテーマである。喫煙は，喫煙者自身の健康に悪影響を及ぼすばかりではなく，胎児や子どもの発達・発育を抑制し，流産や早産のリスクも高くすることはよく知られた事実である。

一方で，自分自身の健康にとっても，周囲の人にとっても悪いとわかっていても止められない。いったん禁煙してもまた吸い始めてしまう人が少なくない。ニコチンの依存性の高さと強い習慣性が問題である。

日本における喫煙者の割合

日本では，厚生労働省を中心として，喫煙率削減に取り組んでいる。統計をみると，1965年には男性が80％以上，女性は約15％であった喫煙率は，2014年には男性が約30％にまで激減した。女性についても徐々に減少し，8％前後を推移している。ここ数年はグラフが横ばいとなり，大きな増減はみられていない。国際比較でみると，34か国比較において，男性は喫煙率上位6位だが，女性は32位と下位であった。

国際的にみると日本の女性の喫煙率は高いとはいえないものの，環境省の「子どもの健康と環境に関する全国調査（エコチル調査）」で全国約3万3,000人の妊婦を調べたところ，5％が「現在も吸っている」と回答した。年代別では，24歳以下が10％ともっとも多かった。また約3万2,000人の妊婦の夫を調べたところ，喫煙率は全体で45％，24歳以下の妊婦の夫では63％だった。

男性の協力が不可欠

　禁煙は，さまざまな方法を組み合わせると効果が高いという結論が出ている。妊娠を考える女性自身の努力はもちろんであるが，受動喫煙のリスクに加えて，妊娠・出産・子育ては女性だけではなく男性も共有していく過程であることを考慮すると，男性，特に若年男性の理解と協力が重要と言えるであろう。

妊娠中の飲酒制限

　社会心理学的あるいは教育的な妊娠中の飲酒制限への介入について，715人を含む4件の質の高い研究で検証されている。しかし，研究間のデザインの差が大きく，結果を統合することができなかった。多くの研究で，意義のある結果は示されていなかった。

Stade BC, Bailey C, Dzendoletas D, Sgro M, Dowswell T, Bennett D: Psychological and/or educational interventions for reducing alcohol consumption in pregnant women and women planning pregnancy. Cochrane Database of Systematic Reviews 2009, Issue 2. Art. No.: CD004228.

難しい線引き

　妊娠したらお酒は止めたほうがよいと一切飲まない人。飲みすぎなければ大丈夫と普段通りに飲む人。妊娠時の飲酒への対応はさまざまであるが，真実はどうなのだろうか。

　アルコールは，妊娠初期には催奇形性が，妊娠後期には発達遅延や中枢神経系の機能不全との関連が報告されている。胎児性アルコール症候群は，1日に純アルコール（エタノール換算）60 g以上の摂取で高頻度の発症が報告されている。純アルコール60 gは，ビールでは中瓶約3本，清酒では約2.5合（450 mL），ワインではグラス約5杯（600 mL）に相当する。これが1日量であるわけだから，かなりの量である。では，これ以下であると安全かというと，そういうわけではない。アルコールの吸収や代謝能力は個人差が大きく，ここまでなら安全という一線を引くことは極めて難しい。

　そういった理由から，厚生労働省は妊娠・授乳中はノーアルコールを勧めている。また，カナダやオーストラリアでも，妊娠中または妊娠を計画している

なら，まったく飲まないのがもっとも安全だとしている。

妊娠中のカフェイン摂取

　妊娠中のカフェインの摂取については，2件の研究で検証されている。しかし1件は意義のある結果を報告していなかった。カフェイン入りのコーヒーを飲んでいた568人の妊婦とカフェイン抜きのコーヒーを飲んでいた629人の妊婦を対象としたもう1件の研究の結果では，出生体重や在胎週数などに有意な差は認めなかった。

> Jahanfar S, Jaafar SH: Effects of restricted caffeine intake by mother on fetal, neonatal and pregnancy outcomes. Cochrane Database of Systematic Reviews 2015, Issue 6. Art. No.: CD006965.

妊娠中はコーヒーを飲んじゃダメ？

　「今，妊娠中だから，コーヒーを飲むのを止めている」という話は頻繁に耳にする。しかし，なぜコーヒーが妊娠に悪いのかと尋ねると，「なんとなく赤ちゃんに悪いらしい……」と，漠然とした答えが多い。コーヒーをはじめとして，カフェインを含む食物はたくさんあり，嗜好性の強いものが多い。だからこそ妊娠をきっかけにこれらが摂取できなくなることが，大きなストレスになる人も少なくない。

　カフェインの過剰摂取は，流産や低出生体重を引き起こす可能性があり，摂取量が多ければ多いほどそのリスクは上がるというのが定説である。

　1日当たりの妊婦のコーヒー摂取量を，世界保健機関（WHO）は3〜4杯，オーストラリア保健・食品安全局とカナダ保健省はカフェインにして300 mg/日（カップ4〜6杯，マグカップ2杯程度），英国食品基準庁はさらに厳しく200 mg/日を推奨している。どこまでが安全でどこからが危険なのか一線を引くのは極めて難しい。

ストレスとのバランスで決める

　この研究では，1日3杯以上カフェイン入りのコーヒー（カフェインにして182 mg/日）を飲んでいた妊婦とカフェイン抜きのコーヒーを飲んでいた妊婦とを比較したが，優位な差は出ていない。飲みすぎはよくないが，1日2〜3

杯程度はおそらく大丈夫。おそらく大丈夫でも，万が一を期して止めたほうが安心なのか。コーヒーを我慢することで生じるストレスの影響はどうなのか。カフェインが胎児に与える影響への不安度や，その人のコーヒーの嗜好度，止めることで生じるストレスとのバランスで，個々に決めるのがよいのだろう。

妊娠中〜産褥期の栄養

妊娠後期〜分娩期のケア

早産の予防

早産につながるリスクの評価方法

　早産の徴候をできるだけ早く正確にとらえて早産を予防するために，4件の研究で，早産につながるリスクの評価方法が検証されている。ランダム化比較試験はなかった。

Davey MA, Watson L, Rayner JA, Rowlands S: Risk-scoring systems for predicting preterm birth with the aim of reducing associated adverse outcomes. Cochrane Database of Systematic Reviews 2015, Issue 10. Art. No.: CD004902.

自宅での陣痛監視

　自宅での陣痛（分娩）監視による早産予防については，6,008 人の妊婦が参加した 15 件の研究で検証されている。自宅で陣痛監視をしていた妊婦では，妊娠 34 週未満の早産率が有意に減少していたが，質の低い研究を除くと有意な差ではなくなった。周産期死亡率，妊娠 37 週未満の早産率には有意な差を認めなかった。

　新生児集中治療室（NICU）への入院率は有意に減少したが，質の低い研究を除くと有意な差ではなくなった。自宅で陣痛監視をした妊婦では，予定外の妊娠中の病院受診および子宮収縮抑制薬の使用が増えたが，後者は質の低い研究を除くと有意な差ではなくなった。

Urquhart C, Currell R, Harlow F, Callow L: Home uterine monitoring for detecting preterm labour. Cochrane Database of Systematic Reviews 2017, Issue 2. Art. No.: CD006172.

超音波を使用した子宮頸管の評価

超音波を使用した子宮頸管の評価による早産予防については，507人の妊婦が参加した13件の質の高い研究で検証されている。3件は切迫早産の単胎妊婦，1件は前期破水の単胎妊婦，1件は双胎妊婦を対象とした研究であった。いずれの研究においても有意な差を認めなかった。

Berghella V, Baxter JK, Hendrix NW: Cervical assessment by ultrasound for preventing preterm delivery. Cochrane Database of Systematic Reviews 2013, Issue 1. Art. No.: CD007235.

胎児性フィブロネクチンの測定

胎児性フィブロネクチンの測定による早産予防については，474人の妊婦が参加した5件の質の高い研究で検証されている。胎児性フィブロネクチンの測定結果がわかっていた群では，そうでない群と比べて，妊娠37週未満の早産が有意に減少した。そのほかの結果には有意な差を認めなかった。

Berghella V, Hayes E, Visintine J, Baxter JK: Fetal fibronectin testing for reducing the risk of preterm birth. Cochrane Database of Systematic Reviews 2008, Issue 4, Art. No.: CD006843.

下部生殖器官の感染症のスクリーニングと治療

下部生殖器官の感染症に関する妊娠中のスクリーニングと治療による早産予防については，4,155人の妊婦が参加した1件の研究で検証されている。スクリーニングおよび治療によって，妊娠37週未満の早産，低出生体重児の出生，極低出生体重児の出生が有意に減少した。

Sangkomkamhang US, Lumbiganon P, Prasertcharoensuk W, Laopaiboon M: Antenatal lower genital tract infection screening and treatment programs for preventing preterm delivery. Cochrane Database of Systematic Reviews 2015, Issue2. Art.: CD006178.

自分の身体との対話と専門家への相談

　早産の徴候をいち早くとらえ，できるだけ早い段階で何らかの対処を行なうことで早産を防げないかという考えのもと，いくつかの評価方法について検証されている。検証されている研究は，大きく分けると，①陣痛を早い段階で見つけること，②子宮頸管の短縮を早い段階で見つけること，③早産の大きな要因となっている感染症を予防すること，となる。いずれの結果も，すぐにどの妊婦にも使うべき，というほどの効果は示されていない。

　実際には，妊婦が自分の身体と対話しつつ，陣痛らしきものを感じた際には，出産予定施設に電話などで連絡を取り，専門家と相談して対処していく，という常識的な診療のあり方が，もっとも適切と考えられる。

単胎妊婦への経口β受容体刺激薬の予防的投与

　単胎妊婦への経口β受容体刺激薬の予防的投与と早産の関連については，64人の妊婦が参加した1件の質の高い研究で検証されているが，結果に有意な差を認めなかった。

Whitworth M, Quenby S: Prophylactic oral betamimetics for preventing preterm labour in singleton pregnancies. Cochrane Database of Systematic Reviews 2008, Issue 1. Art. No.: CD006395.

双胎妊婦への経口β受容体刺激薬の予防的投与

　双胎妊婦への経口β受容体刺激薬の予防的投与と早産の関連については，374人の妊婦が参加した6件の質の高い研究で検証されている。予防的投与により，切迫早産の発症は有意に減少したが，妊娠34週および37週未満の早産には有意な差を認めなかった。

　予防的投与群では平均出生体重が有意に増加したが，低出生体重児出生の割合には有意な差を認めなかった。

Yamasmit W, Chaithongwongwatthana S, Tolosa JE, Limpongsanurak S, Pereira L, Lumbiganon P: Prophylactic oral betamimetics for reducing preterm birth in women with a twin pregnancy. Cochrane Database of Systematic Reviews 2015, Issue 12. Art. No.: CD 004733.

シクロオキシゲナーゼ（COX）阻害薬の投与

シクロオキシゲナーゼ（COX）阻害薬の投与による早産予防については，98 人の妊婦が参加した 1 件の質の高い研究で検証されている。有意な結果は報告されていなかった。

Khanprakob T, Laopaiboon M, Lumbiganon P, Sangkomkamhang US: Cyclo-oxygenase (COX) inhibitors for preventing preterm labour. Cochrane Database of Systematic Reviews 2012, Issue 10. Art. No.: CD 007748.

プロゲステロンの投与

プロゲステロンの投与による早産予防については，8,523 人の妊婦が参加した 36 件の質の高い研究で検証されている。早産の経験がある妊婦に対する投与では，周産期死亡，妊娠 34 週および 37 週未満の早産，低出生体重児の出生，児の人工呼吸器使用，児の壊死性腸炎の発症，新生児死亡率が有意に減少した。

超音波で子宮頸管の短縮が見つかった妊婦への投与では，妊娠 28 週および 34 週未満の早産が有意に減少したが，じんましんの発症が増えた。双胎妊婦への投与では，結果に有意な差を認めなかった。

1 件の研究では，切迫早産後の妊婦への投与が検証されており，低出生体重児出生の割合が有意に減少した。そのほかの，早産のリスクが高いと考えられる妊婦でも，投与によって，低出生体重児出生の割合が有意に減少した。

Dodd JM, Jones L, Flenady V, Cincotta R, Crowther CA: Prenatal administration of progesterone for preventing preterm birth in women considered to be at risk of preterm birth. Cochrane Database of Systematic Reviews 2013, Issue 7. Art. No.: CD004947.

細菌性腟症への抗菌薬の投与

細菌性腟症への抗菌薬の投与による早産予防については，7,847人の妊婦を含む21件の質の高い研究で検証されている。抗菌薬の投与により，細菌性腟症や流産は減少したが，妊娠37週未満の早産や前期破水に関しては有意な差を認めなかった。抗菌薬の副作用による治療停止・変更は有意に増加した。

Brocklehurst P, Gordon A, Heatley E, Milan SJ: Antibiotics for treating bacterial vaginosis in pregnancy. Cochrane Database of Systematic Reviews 2013, Issue 1. Art. No.: CD000262.

プロバイオティクスの投与

プロバイオティクス（乳酸菌などの身体によいとされる微生物）の投与による早産予防については，3件の質の高い研究で検証されている。そのうち2件はプロバイオティクスの経口投与，1件は腟内投与を検証していた。プロバイオティクスにより性器感染の割合は有意に減少したが，早産に関連した結果には有意な差を認めなかった。

Othman M, Alfirevic Z, Neilson JP: Probiotics for preventing preterm labour. Cochrane Database of Systematic Reviews 2007, Issue 1. Art. No.: CD005941.

薬剤投与による早産予防

これらの研究は，切迫早産と呼ばれる，早産が差し迫っている妊婦を対象とした研究ではないことに注意が必要である。健康な妊婦に，早産予防を目的とした医薬品を投与することには，支持できる科学的根拠はなく，倫理的な問題がある。ただ，前回早産であったとか，子宮頸管が短縮しているといった場合には，プロゲステロンの投与を検討する価値はある。

ペッサリーの使用

子宮頸管にペッサリーを挿入することで早産を予防できるかどうかについては，妊娠18〜22週時点で子宮頸管長が25mm未満の385人の妊婦

が参加した1件の質の高い研究で検証されている。

　ペッサリーの使用により，妊娠34週および37週未満の早産率や，子宮収縮抑制薬使用，ステロイド薬使用，児の新生児集中治療室への入院は有意に減少したが，腟分泌物は有意に増加した。

Abdel-Aleem H, Shaaban OM, Abdel-Aleem MA: Cervical pessary for preventing preterm birth. Cochrane Database of Systematic Reviews 2013, Issue 5. Art. No.: CD007873.

子宮頸管縫縮術

　子宮頸管縫縮術で早産を予防できるかどうかについては，早産の可能性が高いとされた3,490人の妊婦が参加した15件の質の高い研究で検証されている。早産率は有意に減少したが，周産期死亡率や新生児罹患率には有意な差を認めなかった。

Alfirevic Z, Stampalija T, Medley N: Cervical stitch (cerclage) for preventing preterm birth in singleton pregnancy. Cochrane Database of Systematic Reviews 2017, Issue 6. Art. No.: CD008991.

局所の処置による早産予防

　子宮頸管長が短く，早産の可能性が高いとされる妊婦を対象にした，ペッサリーの使用や子宮頸管縫縮術については，一定の効果があるものの，局所の反応による有害事象は有意に増える。個々の妊婦の置かれている状況に鑑みた，産科医師の判断が必要であろう。

ベッド上安静

　ベッド上安静による早産予防については，切迫早産を含む，早産の可能性が高いとされる妊婦を対象とした2件のランダム化比較試験で検証されている。しかし，1件は単胎妊婦と双胎妊婦が混在した研究であったため除外された。もう1件の1,266人の妊婦が参加した研究では，結果に有意な差を認めなかった。

Sosa CG, Althabe F, Belizán JM, Bergel E: Bed rest in singleton pregnancies for preventing preterm birth. Cochrane Database of Systematic Reviews 2015, Issue 3. Art. No.: CD003581.

ベッド上安静

　日本では切迫早産などの際に，多くの施設でベッド上安静が行なわれている。日本において切迫早産の可能性が高い妊婦には，細部まで問題を検討したうえで診療が行なわれており，科学的根拠がないからベッド上安静をする必要はないという決めつけはできない。一方で，ベッド上安静を積極的に支持する科学的根拠もなく，日本における独自の診療が浮き出ている分野でもある。

　妊婦にとっては長期の入院がストレスにもなりうるため，ベッド上安静が適切な早産予防となりうるのかどうか，なるとすればどのような状況の際なのか，今後しっかりと示される必要がある。現状では，個別の事例に応じて判断していくほかないとされる。

リラクゼーション

　さまざまな方法のリラクゼーションによる早産予防については，833人の妊婦が参加した11件のランダム化比較試験で検証されている。多くの研究で結果の報告に問題があったため，小規模な研究1件での評価となった。

　切迫早産ではない妊婦に，標準的な診療に加えてリラクゼーション療法を行なうことで，妊婦のストレスや心配する度合，帝王切開率，児の出生体重などの結果に有意な差を認めた。切迫早産の妊婦を対象とした研究では，結果に有意な差を認めなかった。

Khianman B, Pattanittum P, Thinkhamrop J, Lumbiganon P: Relaxation therapy for preventing and treating preterm labour. Cochrane Database of Systematic Reviews 2012, Issue 8. Art. No.: CD007426.

妊婦の好みに合わせたストレス軽減を

　ストレスは，早産につながりかねない。しかし，リラクゼーションは一般化できるものではない。個々の妊婦の好みに合わせて，可能な範囲で選択するの

がよいであろう。

特殊外来の設置

　早産の可能性が高い妊婦を対象にした特殊外来が早産を予防するかどうかについては，米国で行なわれた，3,400 人の妊婦が参加した 3 件の質の高い研究で検証されているが，結果に有意な差を認めなかった。

Whitworth M, Quenby S, Cockerill RO, Dowswell T: Specialised antenatal clinics for women with a pregnancy at high risk of preterm birth (excluding multiple pregnancy) to improve maternal and infant outcomes. Cochrane Database of Systematic Reviews 2011, Issue 9. Art. No.: CD006760.

妊娠中の支援

　低出生体重児を出産する可能性が高い妊婦を特別に支援することが早産を予防するかについては，1 万 2,264 人の妊婦を対象にした 17 件の質の高い研究で検証されている。早産率や児の出生体重には有意な差を認めなかったが，妊娠中の入院と帝王切開率が有意に減少した。

Hodnett ED, Fredericks S, Weston J: Support during pregnancy for women at increased risk of low birthweight babies. Cochrane Database of Systematic Reviews 2010, Issue 6. Art. No.: CD000198.

早産の可能性が高い妊婦の支援方法

　当たり前のことではあるが，早産を避けるためには，妊婦自身が心身ともに健康でいることが重要である。身体の負担が大きすぎると不健康な状態になるが，一定の運動がなければ，同様に不健康になる。過度に運動を避けたり，医薬品に頼ったりすることはよくない。また，さまざまな検査方法が開発されてきたが，早産を予知したり，早い段階で発見したりすることは難しい。身体のバランスを整えつつ，妊婦自身が自分の身体と対話できるような状態であることが重要である。

　一方で，早産の経験がある妊婦や，子宮頸管長が短いとされる妊婦に関しては，医薬品や医療器具などによる一定の対処方法がある。妊婦の置かれている

環境によって，適切な方法を産科医師と相談しつつ検討したい。早産の大きな要因に感染症もある。こちらも，その状態に合わせた治療を，医療チームと相談して選択することになる。

早産児の治療成績の改善

　早産に関する診療は，近年大きく変化してきた。早産児の治療成績が飛躍的に向上した現在，何がなんでも早産にならないようにするという診療では，母親や赤ちゃんの予後をより悪くする可能性がある。早産に関する診療が大きく変化してきた要因は 2 つある。

　1 つは，前述したように早産児の治療成績が大きく改善してきたことである。人口動態統計から計算すると，2000 年には，成育限界といわれた在胎 22 週までたどり着いた早産児が死産となる確率は 80％以上で，そのなかで 1 歳まで生きることができたのは 1％を超える程度であった。しかし 2010 年では，在胎 22 週までたどり着いた早産児が死産となる確率は 70％，1 歳以降の生存率が 10％を超えるようになった。在胎 23 週では 1 歳以降の生存率は40％近い。在胎 25 週では半数を超え，在胎 32 週では 90％を超える。

　在胎 22 週や 23 週の早産児の治療をするのは，世界でも治療成績のよい日本や北欧の国々だけであった。しかし最近は，北米や北欧以外の欧州の先進国でも治療成績が大幅に改善してきたため，在胎 22 週や 23 週の早産児の治療をするべきではないか，という議論がされている。

　死亡率が下がるにつれて，生き延びた早産児が重度の障害をもつのではないかという懸念も大きい。実際に，全国の多くの施設から集めた最新のデータでは，在胎週数が 22 週や 23 週の早産児は，40〜50％が神経学的な障害をもち，24 週や 25 週の早産児では 1/3 が同様の障害をもつといわれている。さらに，こういった明らかな障害がなくても，長期的にみると自閉症様症状を示したりする確率が高くなるともいわれている。

　ただし，死亡率が劇的に改善したことでこういった数値が増えているわけではない。死亡率が下がる一方で，生存児のなかでこういった障害をもつ子どもの割合は以前とほぼ変わらない。

早産の治療方法はより複雑に

　もう 1 つは，早産に対する産科的治療法の手詰まり感が強くなっているこ

とである。ここで取り上げたのは，早産を予防する方法であるが，早産がいよいよ迫ったときに行なう治療は，子宮収縮を抑制するための治療薬の投与やそのほかのさまざまな方法となる。

子宮収縮を抑制する治療薬は多数開発されてきているが，有害事象が多いものも存在する。また，子宮収縮を短期間止めることはできても，長期にわたって抑制し，児の予後を改善できる治療薬はほとんどないことがわかってきた。日本では少し事情が異なる部分もあるが，欧州・北米の先進諸国や途上国では，子宮収縮抑制薬の使用は制限する方向にある。

実際に早産児の予後は，「在胎週数」もさることながら，早産に至る経過が大きく影響していることが，臨床現場における実感としてある。こう考えていくと，早産の診療も「できるだけ在胎期間を延長させる」という方向から，個々の妊婦や胎児の医学的な環境に合わせてより適切な形で出産を迎えるという，複雑な方向へと向かっている。

骨盤位のケア

妊娠 37 週以前の外回転術の効果

妊娠 37 週以前の段階での外回転術の効果については，3 件のランダム化比較試験で検証されている。それぞれの研究で方法が異なるため，結果は別々に報告されている。

1 件目の研究では，妊娠 37 週未満に外回転術をした場合を，しなかった場合と比較して検証しており，骨盤位分娩の割合に有意な差を認めなかった。

2 件目の研究では，妊娠 33 週から 40 週に至るまで反復して外回転術を行なうという方法について検証しており，骨盤位分娩の割合が減少した。

3 件目の研究では，妊娠 34・35 週で外回転術を開始する場合を，妊娠 37・38 週で外回転術を開始する場合と比較していた。統計学的に有意な差には至らなかったが，妊娠 34・35 週で外回転術を開始した場合，9.5％の骨盤位分娩の減少と，7％の帝王切開の減少が観察された。

Hutton EK, Hofmeyr GJ, Dowswell T: External cephalic version for breech presentation before term. Cochrane Database of Systematic Reviews 2015, Issue 7. Art. No.: CD000084.

妊娠満期時の外回転術の効果

妊娠満期時の外回転術の効果については，7件のランダム化比較試験で検証されている。統計学的にも有意に，骨盤位分娩および帝王切開の割合が減少していた。新生児の健康状態に関する各種指標には有意な差を認めなかった。

Hofmeyr GJ, Kulier R, West HM: External cephalic version for breech presentation at term. Cochrane Database of Systematic Reviews 2015, Issue 4. Art. No.: CD000083.

外回転術に補足的に行なう診療の効果

外回転術を施行する際に補足的に行なう診療に関しては，2,786人の妊婦が参加した28件のランダム化比較試験で検証されている。

子宮収縮抑制薬であるβ受容体刺激薬の併用で，有意に頭位分娩の割合が増え，帝王切開の割合が減った。新生児の健康状態に関する各種指標には有意な差を認めなかった。カルシウム拮抗薬など，ほかの子宮収縮抑制薬に関しては，しっかりとした検証が行なわれている研究が1，2件であり，結論が出せなかった。

局所麻酔を子宮収縮抑制薬と併用することは，外回転術の成功率を高めたが，そのほかの結果に関しては，検証された研究が少ないこともあり，有意な差を認めなかった。

Cluver C, Gyte GML, Sinclair M, Dowswell T, Hofmeyr GJ: Interventions for helping to turn term breech babies to head first presentation when using external cephalic version. Cochrane Database of Systematic Reviews 2015, Issue 2. Art. No.: CD000184.

外回転術を施行する時期には疑問が残る

「骨盤位」，臨床現場では日常的に経験し，一般でも「逆子って言われて……」という会話はよく耳にする。頻度は，妊娠16〜23週では45％，妊娠24〜27週では34％であり，妊娠中期に比較的よく認められる。妊娠後期に入ってくると，妊娠28〜31週で17％，妊娠32〜35週で9％と減り，分娩時には全分娩の3〜5％程度とされている。

骨盤位の原因は，母体側の要因（子宮の形や容積，羊水の量や胎盤の問題な

ど）と胎児側の要因（多胎，先天異常など）の2つに大きく分けられるが，実際には明らかな原因がわからない場合もある。

　骨盤位の治療として，外回転術，逆子体操，鍼やお灸などが試みられている。外回転術は，母体の外側からお腹を押して胎児を正常な体位にする術である。外回転術に習熟した医師が，万が一の緊急事態に対応できる施設で行なうこととなる。「逆子なので，外回転術をやってみましょう」と言われ，妊婦の頭にまず浮かぶのはどんなことだろうか。「痛みは？」「赤ちゃんは大丈夫？」「どのくらいの確率で治るの？」。臨床現場では，このような妊婦の不安・疑問に，なんとなくの経験的な感覚や，耳学問で対応していることが多いのではなかろうか。

　今までの研究を総合すると，妊娠満期に近い時期に外回転術を行なうことで，有意に骨盤位分娩および帝王切開の割合が減る。また新生児の健康状態に有意差はなさそうだということは，科学的根拠があるとしてよかろう。ただ，その施行の時期に関しては，胎児が小さく回転しやすい妊娠36週までがよいのか，また万が一緊急出産となったとしても児が十分に成熟している妊娠37週以降がよいのか，今のところはっきりとしたデータは得られていない。

　また，外回転術を行なう際に子宮収縮抑制薬としてβ受容体刺激薬を併用するとよいことは明らかになったが，カルシウム拮抗薬など，ほかの子宮収縮抑制薬についてはまだデータが不十分で結論を出すことはできなかった。

さまざまな体位変化による骨盤位の矯正効果

　妊婦のさまざまな体位変化による骨盤位の矯正効果については，417人の妊婦が参加した6件のランダム化比較試験で検証されている。骨盤位分娩および帝王切開の割合，アプガースコアについて，外回転術との併用の有無にかかわらず，有意な差を認めなかった。

Hofmeyr GJ, Kulier R: Cephalic version by postural management for breech presentation. Cochrane Database of Systematic Reviews 2012, Issue 10. Art. No.: CD000051.

妊娠後期や分娩中の膝胸位の効果

　妊娠後期や分娩中の膝胸位の効果については，2,794人が参加した3件

のランダム化比較試験で検証されている。

100人が参加した1件目の研究では，4つの異なった姿勢の効果が，対照群である通常の座位と比較されている。1回の介入の短期的効果を検証したこの研究では，10分間の膝胸位は座位と比べて，骨盤位を矯正させる効果があった。

2,547人が参加した2件目の研究では，膝胸位を10分間，1日2回とるように助言しており，分娩時点での胎位やそのほかのアウトカムについては有意な差を認めなかった。

最後の研究では，妊娠37週以降に超音波で骨盤位が確認された分娩中の産婦が，膝胸位を少なくとも30分間とることの効果を検証した。胎位の変化については有意な差を認めなかったが，腰痛が有意に減少した。

Hunter S, Hofmeyr GJ, Kulier R: Hands and knees posture in late pregnancy or labour for fetal malposition (lateral or posterior). Cochrane Database of Systematic Reviews 2007, Issue 4. Art. No.: CD001063.

お灸の効果

お灸の効果については，1,346人の妊婦を含む8件のランダム化比較試験で検証されている。お灸をしなかった群と比べて，骨盤位分娩の割合に有意な差を認めなかった。ただし，お灸により分娩前および分娩中のオキシトシン使用の割合は減少した。

鍼だけをした群と比べると，お灸をした群では有意に骨盤位分娩の割合が減少した。お灸と鍼を組み合わせた場合，お灸をしなかった群と比べて，有意に骨盤位分娩と帝王切開の割合を減少させた。体位変化とお灸を組み合わせた場合，体位変化だけをした群と比べて，有意に骨盤位分娩の割合を減少させた。

Coyle ME, Smith CA, Peat B: Cephalic version by moxibustion for breech presentation. Cochrane Database of Systematic Reviews 2012, Issue 5. Art. No.: CD003928.

効果が疑問視され始めた逆子体操

次に，外回転術以外の方法についての検討である。さまざまな体位変化（いわゆる逆子体操に相当）と，鍼，お灸についての報告がある。日本では，妊娠

30週（8か月）頃から，寝る前に膝胸位，仰臥位，側臥位，シムス位などの体位からなる逆子体操をするように指導されることが多いようである。確かに感覚的には，逆子体操により治りそうな気がしなくもない。効果がどこまであるかはよくわからないが，リスクもさほど高そうではないし，やっておこう，という感じの位置づけであろうか。

　以前は，逆子体操により50〜80％くらいの骨盤位が矯正されるとする報告もあったが，近年ではその効果を疑問視したり，むしろ切迫早産のリスクを上げるのではないかと指摘したりする報告も出ている。今回，多人数の妊婦を対象とした研究でも，母体の体位を変化させる体操により骨盤位が頭位に変換するということは科学的には明らかにならなかった。

● 鍼灸の直接的な効果と，妊婦への心理的な影響

　鍼灸をはじめとする東洋医学の歴史は非常に長いが，昭和初期まで，妊婦に対する鍼灸は流産の危険性を伴うという考えもあったようだ。西洋医学に傾倒した時代を経て，近年は東洋医学に再び強い関心が寄せられている。妊婦に対しても例外ではなく，骨盤位の矯正のみならず不妊治療においても鍼灸の効果についてさまざまな検証がなされている。戦後，わが国では鍼灸は妊婦にも安全だという論文が増え始め，広がりを見せるようになった。

　骨盤位に対する鍼灸については，1998年に中国で行なわれた大規模臨床調査が有名である。これによると，お灸を行なった群では75％が頭位に変換したが，経過観察した群では47％の変換率だったとされている。今回のレビューでも，鍼とお灸を組み合わせた治療が，骨盤位の矯正に効果ありとされている。

　鍼灸，漢方薬などの東洋医学には，親和的な人と抵抗感をもっている人がいる。鍼灸による血行改善や筋緊張の緩和など，直接的な作用のみならず，妊婦への心理的な影響も興味深いテーマである。

予定帝王切開の効果

　予定帝王切開については，2,396人の妊婦が参加した3件のランダム化比較試験で検証されている。経腟分娩計画群の妊婦の45％が結局，帝王切開で出産した。周産期死亡・新生児死亡および新生児の重篤な疾患の発

症については，予定帝王切開群で有意に減少した。この傾向は，背景の周産期死亡率が高い国でも低い国でもみられた。

　予定帝王切開群では短期の産褥合併症が30％ほど増加した。出産後3か月の時点では，尿失禁や会陰痛は減少したものの，腹痛が増加した。2年後の母子の予後には有意差は認めなかった。

　3件のうちカナダで行なわれた1件の研究では費用も検証されており，予定帝王切開とすることで有意な費用削減効果を認めた。

Hofmeyr GJ, Hannah M, Lawrie TA: Planned caesarean section for term breech delivery. Cochrane Database of Systematic Reviews 2015, Issue 7. Art. No.: CD000166.

迅速経腟分娩と通常の経腟分娩

　骨盤位における迅速経腟分娩について，通常の経腟分娩と比較して検証した研究を検索したが，ランダム化比較試験は見つからなかった。

Hofmeyr GJ, Kulier R, West HM: Expedited versus conservative approaches for vaginal delivery in breech presentation. Cochrane Database of Systematic Reviews 2015, Issue 7. Art. No.: CD000082.

経腟分娩か，帝王切開か

　さまざまな方法を試みても出産までに骨盤位が頭位にならなかった場合，経腟分娩か，帝王切開かという選択を迫られる。

　かつては骨盤位であっても，諸条件を満たせば経腟分娩が試みられていた。しかし2000年，『The Lancet』誌に「骨盤位の児の周産期死亡・新生児死亡および合併症発症の頻度は，選択的帝王切開群においては約1.6％であるのに対し，経腟分娩群では約5.0％であり，相対危険度でみると経腟分娩群では約3倍リスクが高い。母体の産褥合併症は，相対危険度でみると経腟分娩群のほうが約1.3倍リスクが高いが，分娩3か月後，2年後においては差がなかった」という結果が報告された。

　この論文をもとに，米国産科婦人科学会が，「正期産単胎骨盤位は選択的帝王切開をすべきであり，経腟分娩の選択はもはや適切ではない」という見解を発表したことに端を発し，それ以降，骨盤位であれば選択的に帝王切開が行なわれることが世界的に増えた。

一方で，この方針に対して批判や議論が高まり，2006年に米国産科婦人科学会は，「十分な骨盤位経腟分娩の管理技術を有する産科医が減少していることから，多くの産科医にとっては帝王切開を選択することが望ましいが，経腟分娩の適応と管理に関する施設ごとのガイドラインにしたがうならば経腟分娩を選択することも理に適っている」と見解を一部変更するに至った。日本の『産婦人科診療ガイドライン―産科編2017』も，「諸条件を満たせば骨盤位も経腟分娩を選択できる」としている。

　臨床の現状においては，予定帝王切開が標準的な方針である施設が大多数といえよう。1994年に日本産科婦人科学会が行なった調査によると，骨盤位分娩の取り扱い方針について，初産婦であっても原則的に帝王切開とする施設は21％であり，78％は原則的に経腟分娩あるいは条件を満たせば経腟分娩を行なう方針としていた。しかし，実際の骨盤位分娩の帝王切開率は初産婦で69％，経産婦では50％と，かなり高い割合で帝王切開を行なっていることが明らかになった。これにはもちろん妊婦の希望もあるが，担当する医師の考え方や施設によって方針が定められているなど，実際には医療サイドの意向を反映している場合が圧倒的に多いといえよう。

増える帝王切開

　厚生労働省の統計によると，わが国の分娩における帝王切開の割合は，1984年には7.3％であったのが，2011年では19.2％と年々高くなっており，今や5人に1人は帝王切開で出産する時代となっている。ちなみに米国では約30％，中国やブラジルではなんと50％前後の女性が帝王切開で出産していると報告されている。

　帝王切開が増えている理由として，高齢出産や不妊治療後妊娠，産科合併症，未熟児などのハイリスク分娩が増えていることが挙げられるが，これ以外にも多忙を極める産科の医療体制の問題や，訴訟リスクを避けるなどの社会的要素も大きな影響を及ぼしていると考えられている。世界保健機関（WHO）が適切としている帝王切開率は10〜15％であり，適切な理由のない安易な帝王切開の選択は，世界的な問題となりつつある。

　前回帝王切開の場合，次子以降は予定帝王切開で出産することが多い。これは，子宮破裂などの重大なリスクを避ける目的があり，産婦人科界では主流の考えである。前回帝王切開で出産した人が，以後の分娩で経腟分娩を試みた場

合の子宮破裂の頻度は約 0.5％，母体死亡率は 0〜0.01％，児の死亡率は約0.5％とされており，予定帝王切開と比べて 2 倍前後のリスクと考えられている。

　一方，前回帝王切開でも，「産みの苦しみを味わいたい」「経腟分娩を経験したい」と，次子以降の経腟分娩を希望する人は増えてきている。そのニーズに応えて，帝王切開後の経腟分娩（VBAC）という方法が 1980 年代から行なわれるようになった。

思い通りのお産ができなかった女性にどうかかわるか

　お産は，まずは母子の安全が最重要事項であることは間違いなかろう。一方で骨盤位に限らず，分娩の方法について女性の希望は人それぞれである。帝王切開 1 つをとっても，ほとんど抵抗感のない人もいるし，経腟分娩への思いがどうしても断ち切れない人もいる。どこまでが安全で，どこからが危険なのか，境界線を引くことは極めて難しい。

　妊娠・出産・子育てには，自分自身の注意や努力によりコントロールできることと，個々の力の及ぶ範囲をはるかに超えた，誰にもどうしようもないことがある。すべて自分の思い通りに行き大満足という人のほうが，むしろ少数派かもしれない。また，すべて自分の思い通りになることが，果たしてよいことかどうなのかすらもよくわからない。

　妊娠・出産にまつわるトラウマは，その人によりさまざまである。痛みや恐怖によるトラウマもあるし，「希望していない医療行為をされてしまった」「選択に当たり，十分な情報を得られなかった」「緊急の判断を迫られ，医師に任せるしかなかった」という場合もある。

　自分の思う形でお産ができなかったという敗北感，無力感。子どもに自分の思う最善をつくせなかったという罪悪感，自責感……。このようなトラウマは，その後の母親の精神状態や子育てへのモチベーションに大きな影響を与える。何を選択するか，どういう結果になるかということと同時に，1 人ひとりの女性の思いをしっかりと聞き，そして一緒に考えるという姿勢が大切なのかもしれない。もし思い通りにならない選択や結果になった場合は，まずはその心の揺れと痛みに気づく心の眼を養いたい。そしてそのうえで，医療に携わる専門家として果たして何ができるか，どのようにかかわっていくのがよいか，考え続けていきたいものである。

多胎妊娠への対応

多胎妊娠専用の健診プログラム

多胎妊娠の女性を対象にした専用の健診プログラムの効果については，162人の妊婦が参加した1件のランダム化比較試験で検証されている。周産期死亡率に有意な差を認めず，帝王切開率は有意に上昇した。産後うつや母乳育児率，死産，新生児死亡などにも有意な差を認めなかった。

Dodd JM, Dowswell T, Crowther CA: Specialised antenatal clinics for women with a multiple pregnancy for improving maternal and infant outcomes. Cochrane Database of Systematic Reviews 2015, Issue11. Art. No.: CD005300.

多胎妊娠における栄養

多胎妊娠においては，単胎妊娠とは異なる最適な食事や栄養摂取の方法がある可能性がある。このテーマで網羅的に検索を行なったが，ランダム化比較試験は1件も見つからなかった。

Bricker L, Reed K, Wood L, Neilson JP: Nutritional advice for improving outcomes in multiple pregnancies. Cochrane Database of Systematic Reviews 2015, Issue 11. Art. No.: CD008867.

 多胎妊娠特有の問題にどう取り組むか

多胎妊娠では，単胎妊娠ではそこまでは問題とならなかった多岐にわたる問題に直面することが多い。それは医学のみならず，保健，福祉，保育，教育など多分野に及ぶ。しかし，多胎妊娠専用の健診プログラムの効果については，現時点では何か結論できるほど十分なデータがあるとは言い難い。また栄養指導や体重管理についても，現時点ではそれらを裏付けるデータは得られておらず，個々の医師や助産師などの経験や，施設の方針により取り組まれているのが現状である。

入院やベッド上安静による早産予防

　多胎妊娠における早産を予防する目的での入院やベッド上安静の効果については，713 人の多胎妊婦が参加した 7 件のランダム化比較試験で検証されている。病院でのベッド上安静は，早産や周産期死亡率に有意な差を示さなかったが，低出生体重児の数は減少傾向を示した。そのほかの母体のアウトカムなどには有意な差を認めなかった。

Crowther CA, Han S: Hospitalisation and bed rest for multiple pregnancy. Cochrane Database of Systematic Reviews 2010, Issue 7. Art. No.: CD000110.

子宮頸管縫縮術による早産予防

　多胎妊娠における早産予防のための子宮頸管縫縮術の効果について，単胎，多胎両方を含む 5 件のランダム化比較試験のうち，122 人の双胎妊婦，6 人の品胎妊婦に関する情報を分析した。早産を含めて，結果に有意な差を認めなかった。

Rafael TJ, Berghella V, Alfirevic Z: Cervical stitch (cerclage) for preventing preterm birth in multiple pregnancy. Cochrane Database of Systematic Reviews 2014, Issue 9. Art. No.: CD009166.

経口 β 受容体刺激薬の予防的投与

　経口 β 受容体刺激薬の双胎妊婦への予防的投与については，374 人の妊婦が参加した 6 件の質の高い研究で検証されている。予防的投与により，切迫早産の発症は有意に減少したが，妊娠 34 週および 37 週未満の早産には有意な差を認めなかった。

　予防的投与群では平均出生体重が有意に増加したが，低出生体重児出生の割合には有意な差を認めなかった。

Yamasmit W, Chaithongwongwatthana S, Tolosa JE, Limpongsanurak S, Pereira L, Lumbiganon P: Prophylactic oral betamimetics for reducing preterm birth in women with a twin pregnancy. Cochrane Database of Systematic Reviews 2015, Issue 12. Art. No.: CD004733.

早産と在胎 38 週以降の出生はリスクが高い

　多胎妊娠での早産のリスクは，単胎妊娠と比べ明らかに高い。例えば 1 週間以内に出生する確率は，在胎 22 週では双胎児が単胎児より約 6 倍高いとされている。その後も確率は上がり続け，在胎 34 週では約 13 倍高くなるとされている。双胎妊娠の周産期死亡率は在胎 37〜38 週がいちばん低く，その後は増加するとされ，38 週以降に出生した双胎児の周産期死亡率は，40 週以降に出生した単胎児と比べて，6 倍以上高いとされている。

　早産のリスクも高いが，在胎 38 週以降の出生も高リスクということになる。早産を予防するためのベッド上安静や子宮頸管縫縮術は，現時点では効果が期待できるほどの科学的な根拠を得るに至っていない。切迫早産治療薬である経口 β 受容体刺激薬も，切迫早産の発症をある程度抑えることはできるが，早産自体を減らすまでには至っていない。残念ながら，これという決め手に欠ける結果である。

早期に分娩を開始すること

　一羊膜性双胎における早期分娩開始の効果について網羅的に検索を行なったが，ランダム化比較試験は 1 件も見つからなかった。

Shub A, Walker SP: Planned early delivery versus expectant management for monoamniotic twins. Cochrane Database of Systematic Reviews 2015, Issue 4. Art. No.: CD008820.

妊娠 37 週時点での分娩

　合併症のない双胎妊娠において，妊娠 37 週の時点で選択的に分娩することの効果については，271 人の双胎妊婦が参加した 2 件のランダム化比較試験で検証されている。帝王切開率，周産期死亡率や，さまざまな有害事象に関する結果に有意な差を認めなかった。1 件の研究で，妊娠 37 週時点の分娩によって，週数に比して低出生体重児の割合が減少することが示された。

Dodd JM, Deussen AR, Grivell RM, Crowther CA: Elective birth at 37 weeks' gestation for women with an uncomplicated twin pregnancy. Cochrane Database of Systematic Reviews 2014, Issue 2. Art. No.: CD003582.

予定帝王切開

　双胎妊婦に対する予定帝王切開の効果については，1件の小規模なランダム化比較試験で検証されているが，結果に有意な差を認めなかった。

Hofmeyr GJ, Barrett JF, Crowther CA: Planned caesarean section for women with a twin pregnancy. Cochrane Database of Systematic Reviews 2015, Issue 12. Art. No.: CD006553.

妊娠 37 週頃に計画的に分娩すればよい？

　前記3件のコクランレビューをみると，それでは児もかなり成熟し，かつ周産期死亡率が低い妊娠37週頃に分娩誘発や予定帝王切開も含めて，計画的に分娩すればよいのではないかと思える。しかし期待ほど「有意によい」という結果は得られていない。

早産の双生児を同じコットでケアする効果

　早産で生まれた双生児に，入院中同じコットでケアを提供することにより，神経学的発達が促進する可能性について，6件のランダム化比較試験で検証されている。ただし，いずれの研究でも結果の測定方法が異なるために結果の統合が難しく，また有意な差を認めた結果はなかった。

Lai NM, Foong SC, Foong WC, Tan K: Co-bedding in neonatal nursery for promoting growth and neurodevelopment in stable preterm twins. Cochrane Database of Systematic Reviews 2016, Issue 4. Art. No.: CD008313.

子宮内に近い環境を再現する

　双生児は子宮内で一緒に過ごしていたわけで，早産で生まれた後も一緒の保育器やコットでケアし，子宮内により近い環境にすると，成長や発達を促すことができるのではないかという発想に基づいた研究である。とても興味深い視点であるが，今のところ科学的に効果があると結論できるには至っていない。

ユニークな視点ではあるが，コットを一緒にすることが子宮内と近い環境とする発想に，なんとなく違和感がなくもない。

不妊治療の方法

体外受精（IVF）治療の際に子宮に戻す卵の数については，2,165人の女性が参加した14件のランダム化比較試験で検証されている。

1個の卵を戻すことをくり返す場合と，2個の卵を戻す場合については，卵割期に行なわれた3件の研究で比較して検証されている。生産児を出産する割合には有意な差を認めず，1個の卵を戻すことをくり返す場合，多胎妊娠が有意に少なかった。生産児を出産する割合は，2個の卵を戻すサイクルを1回行なう場合が42％のところ，1個の卵を戻すサイクルを2回行なう場合，31〜44％と考えられる。多胎妊娠の割合は，2個の卵を戻すサイクルを1回行なう場合が13％のところ，1個の卵を戻すサイクルを2回行なう場合，0〜2％と考えられる。

1個の卵を1サイクルで戻す場合と，2個の卵を1サイクルで戻す場合については，11件の研究で比較して検証されている。このうち2件では卵割期に，9件では胚盤胞期に戻していた。生産児を出産する割合は，1個の卵を1サイクルで戻す場合で有意に低く，多胎妊娠も有意に少なかった。生産児を出産する割合は，2個の卵を1サイクルで戻す場合が45％のところ，1個の卵を1サイクルで戻す場合，24〜33％と考えられる。多胎妊娠の割合は，2個の卵を1サイクルで戻す場合が14％のところ，1個の卵を1サイクルで戻す場合，1〜3％と考えられる。

2個の卵を戻す場合と，3〜4個の卵を戻す場合については，4件のランダム化比較試験で検証されている。卵の数を増やすと，生産児を出産する割合は有意には変わらないが，多胎妊娠の割合は有意に上昇した。

Pandian Z, Marjoribanks J, Ozturk O, Serour G, Bhattacharya S: Number of embryos for transfer following in vitro fertilisation or intra-cytoplasmic sperm injection. Cochrane Database of Systematic Reviews 2013, Issue 7. Art. No.: CD003416.

多胎妊娠に関する情報を具体的に伝える

日本産科婦人科学会は2008年時点で，生殖補助医療における多胎妊娠を防

止するため「生殖補助医療の胚移植において，移植する胚は原則として単一とする。ただし，35歳以上の女性，または2回以上続けて妊娠不成立であった女性などについては，2胚移植を許容する」としている。たくさんの卵を戻すと多胎妊娠が増えるというのは，極めてわかりやすい結果である。

　このレビューで示された生産児を出産する確率と多胎妊娠になる確率は，女性1人ひとりや医療関係者によって，かなり感じ方が異なるのではなかろうか。赤ちゃんはほしいが，ハイリスク妊娠は避けたいと思う人が多いだろう。また一般の人にとって，双子は「たいへんそうだけど，喜びも2倍」というイメージが大きい。確かにそうであるが，母体・胎児の医学的なリスクはあまり知られていない。多胎の妊娠と子育てにかかわるさまざまなよい点と問題点について，できるだけ具体的な情報を伝え，女性自身とその家族にまずイメージをもってもらうことから始めたい。

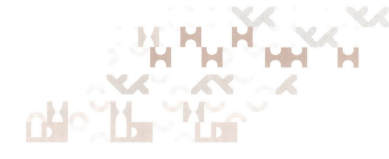

出産に関する
さまざまなルーチン

剃毛 　出産のために入院した際に剃毛することの効果については，3件のランダム化比較試験で検証されている。

　389人の妊婦を対象にした1件目の研究では，消毒後に剃毛することについて，陰毛をクリップで止めることと比較していた。2件目の研究では，150人の妊婦を対象に，ルーチンで剃毛することについて，処置にあたって長い陰毛のみを切ることと比較していた。3件目の研究では，500人の妊婦を対象に，剃毛することについて，陰毛を切ることと比較していた。

　母体の発熱については，3件の研究を統合した結果としても有意な差を認めなかった。大規模な研究では，産後の会陰の傷部分の感染などについて検討されていたが，有意な差を認めなかった。小規模な研究では，剃毛しなかった女性でグラム陰性菌の発生がより低いことが示された。

　Basevi V, Lavender T: Routine perineal shaving on admission in labour. Cochrane Database of Systematic Reviews 2014, Issue 11. Art. No.: CD001236.

浣腸 　分娩第1期に浣腸を行なうことの効果については，合計1,917人の産婦が参加した4件のランダム化比較試験で検証されている。2件の研究を統合した結果からは，母体感染症および新生児の臍帯感染の発症について有意な差を認めなかった。また，会陰裂傷や分娩時間にも有意な差を認めなかった。

　Reveiz L, Gaitán HG, Cuervo LG: Enemas during labour. Cochrane Database of Systematic Reviews 2013, Issue 7. Art. No.: CD000330.

妊産婦の心理的負荷は大きいが，明らかなメリットはない

　日本では第2次世界大戦後しばらくは，産婆さんに取り上げてもらう自宅分娩が大多数であった。現在のような施設分娩が主流となったのは1960年代以降である。当初，母子の安全なお産を守るための施設分娩であったはずが，次第に正常経過の妊産婦にも，さまざまな医療介入が行なわれるようになった。

　その一例として挙げられるのが，出産前の剃毛，浣腸，導尿などである。医療従事者にとっては，それほど関心の高いテーマとはいえないかもしれないが，当の妊産婦にとっては，かなり心理的負荷の大きい処置である。そもそも，生物として本質的に生理現象であるはずの出産に，なぜ剃毛や浣腸などという人為的な処置がなされるようになったのだろうか。

　まず剃毛に関しては，会陰裂傷が起こった際に感染のリスクを減らす，裂傷を縫合するときに縫いやすいなどの理由が挙げられる。浣腸に関しては，便による産道の圧迫が減りお産がスムーズに進む，会陰部や赤ちゃんを便による細菌感染から守る，腸の蠕動運動を促進することによりお産が進むなどの理由が考えられていた。

　確かにそう言われると，思わず納得してしまいそうな理由である。この2つのレビューでは，その「何となくそんな気がする」という感覚は本当に正しいのかどうかを検証している。結果として，剃毛にも浣腸にも明らかなメリットを見出せなかった。この結果をもとにWHOは，「ルーチンで剃毛をすることで感染のリスクを減らしたり，浣腸をすることで感染のリスクを減らしたり，分娩時間を短縮したり，会陰裂傷を防いだりするという科学的根拠は明らかではない」としている。日本においても，近年では「ルーチンでの剃毛や浣腸はせず，必要に応じて行なう」という方針の産婦人科が増えている。

分娩中の入浴と水中出産

分娩中に水（お湯）につかること（水中出産を含む）の効果については，12件のランダム化比較試験で検証されている。そのうち8件は，分娩第1期に水につかることの効果について検証していた。1件は分娩第1期の早めにつかることと遅めにつかることを比較しており，2件は分娩第1期および第2期につかることについて，1件は分娩第2期のみつかることについて検証していた。

分娩第1期における研究結果からは，鎮痛薬使用が有意に減少し，分娩第1期が有意に短縮することが示された。帝王切開や子宮収縮薬の使用，母体感染症の発症，新生児の障害，アプガースコア，新生児の入院率，新生児の感染症の発症などには有意な差を認めなかった。

分娩第2期における効果を検証した3件の研究のうち1件で女性の満足度が向上した。そのほかの研究からは，情報不足のため結論を出すことはできなかった。

Cluett ER, Burns E: Immersion in water in labour and birth. Cochrane Database of Systematic Reviews 2009, Issue 2. Art. No.: CD000111.

水中出産には注意が必要

分娩中にお湯につかるといっても，分娩第1期と第2期ではずいぶん状況が異なる。まず規則的な子宮収縮（陣痛）が始まり子宮口が全開大するまでの分娩第1期に関しては，お湯につかることで陣痛が和らぎ，かつ分娩も促進されるという結果であった。逆に母体や赤ちゃんのアウトカムには差がないということだった。確かにあたたかいお湯に浮かんでいるのは，リラックスでき，よい気分転換になりそうである。

気になるのは，子宮口が全開大してから児が娩出されるまでの分娩第2期にお湯につかること，つまり水中出産はどうなのかということである。まず，水中出産のイメージはどうであろう。水に浮かんで気持ちよさそう，リラックスできそうという意見もあれば，逆に落ち着かない，赤ちゃんの呼吸が心配，血液などの混じった温水につかっているのは気持ち悪いなど，人それぞれである。

水中出産は英国やフランスで始まり，日本においては1980年代になってフランスの産科医ミシェル・オダン氏の著書により広まったとされている。国内では，2000年の段階ですでに1,900件の水中出産が報告されたとする文献もある。産婦の痛みを和らげ，分娩時間も短縮するとされている。その一方で，感染や赤ちゃんの誤嚥による呼吸障害などのリスクも報告されている。近年では，水中出産経過中に適切な判断や処置がなされなかったために，赤ちゃんに後遺症を残したことに対する訴訟が米国で起こり注目を浴びた。

米国産科婦人科学会では，米国小児科学会と連名で，「水中出産は，分娩第2期に関しては，母体と胎児（新生児）へのメリットはなく，また安全性も確

認されていない。このため，まだ研究的な処置と考えるべきである」という勧告を出している。また，水中出産中も母体と胎児のモニタリングやケアは適切に行なわれる必要があるなどとしている。

　日本においては，水中出産を選択できると公にしている病院は限られている。一方で，助産所などで日常的に水中出産を行なっているところもある。まずは，ベネフィットとリスクの十分な検討が重要であり，分娩第 2 期にお湯や水につかることは，安全面の懸念から勧められないというのが専門家としての一般的な意見である。そのうえで選択した場合には，母体と胎児のモニタリングと，緊急時の対応なども含めた慎重なバックアップ体制の構築が必要であろう。

分娩第 1 期における姿勢

　分娩第 1 期における姿勢については，5,218 人の産婦が参加した 25 件のランダム化比較試験あるいは偽ランダム化比較試験で検証されている。

　身を起こした状態や歩けるような姿勢を，横になった状態やベッドで休む姿勢と比較した場合，前者では平均 1 時間 22 分，分娩第 1 期の時間に有意な短縮を示し，有意に帝王切開や無痛分娩の選択が減少した。1 件の研究のみの検証だが，前者の姿勢では児の入院率も有意に減少した。分娩第 2 期の時間やそのほかの予後には有意な差を認めなかった。無痛分娩の場合，両者の比較では有意な差を認めなかった。

Lawrence A, Lewis L, Hofmeyr GJ, Styles C: Maternal positions and mobility during first stage labour. Cochrane Database of Systematic Reviews 2013, Issue 10. Art. No.: CD003934.

産婦が心地よく感じる時間を過ごす

　分娩第 1 期は，経産婦では約 4〜6 時間，初産婦では 10〜12 時間程度とされている。長くも短くもあるこの時間を，どのように過ごすのがよいのか。特に初産婦は，緊張と不安のあまり何も手につかなくなってしまうかもしれない。

　この研究では，ベッドで休むよりは，座った状態や歩けるような姿勢のほうが，分娩時間が明らかに短くなることが大規模なデータで裏付けされた。しかも 1 時間 22 分と，かなり時間が短縮しているのも興味深い。特に異常のない経過の場合には，陣痛が始まっても極端に安静にしたり，構えたりすることな

く，適度に身体を動かしながら産婦自身が心地よいと感じる時間を過ごすことが，心身双方にとってよいのであろう。

分娩第 2 期の姿勢 非無痛分娩時の分娩第 2 期の姿勢については，9,015 人の産婦が参加した 32 件のランダム化比較試験あるいは偽ランダム化比較試験で検証されていたが，研究の質は玉石混淆であった。立った姿勢を取った群では，横になった群に比べて，分娩第 2 期が短縮傾向にあり，吸引・鉗子分娩など医学的介入を伴う分娩，胎児心拍異常が有意に減少したが，第 2 度の会陰裂傷や軽度の出血が増加した。

Gupta JK, Sood A, Hofmeyr GJ, Vogel JP: Position in the second stage of labour for women without epidural anaesthesia. Cochrane Database of Systematic Reviews 2017, Issue 5. Art. No.: CD002006.

垂直位にも仰臥位にもメリット，デメリットがある

お産の姿勢については，18 世紀後半まで，立位，座位，膝位，蹲踞位，懸垂位などの垂直位での分娩が主流であったとされている。1738 年に，フランスの宮廷医モリソーが医学的管理をしやすいという理由で仰臥位を提唱してからは，施設分娩の増加と相まって，施設における仰臥位での分娩が主流となった。

医療者側には都合のよい姿勢ではあるが，産婦にとっては自由度も低く，なんともいきみにくい。心理的にも羞恥心を感じる人は少なくないだろう。これらのことから，近年では座位分娩用の椅子の使用も増えてきている。国内の調査では，分娩第 2 期に低リスクの産婦にフリースタイル分娩を実施している施設の割合は，病院 31.0％，診療所 16.7％，助産所 89.7％とされている。

このレビューでは，分娩第 2 期においてどの姿勢がよいかを検討しており，垂直位にも仰臥位にも，メリットとデメリットがあるという結果であった。娩出という面においては，垂直位のほうが有利であるが，出血のリスクや医学的管理の難しさなどの慎重な評価，さらに産婦の希望を配慮したうえで，総合判断するべきであろう。

▶ パルトグラム（分娩進行表）の使用

パルトグラム（分娩進行表）使用の効果については，7,706人の産婦が参加した6件のランダム化比較試験，偽ランダム化比較試験で検証されている。帝王切開率や吸引・鉗子分娩など医学的介入を伴う分娩率，アプガースコアなどには有意な差を認めなかった。

パルトグラムの目盛りの幅が4時間の群では2時間群に比べてオキシトシンによる誘発分娩が有意に増えた。3時間群と4時間群を比較すると，4時間群で帝王切開率がもっとも低率となった。分娩の潜伏期から使用した場合，それ以降からの使用に比べて，有意に帝王切開率が減少した。

Lavender T, Hart A, Smyth RMD: Effect of partogram use on outcomes for women in spontaneous labour at term. Cochrane Database of Systematic Reviews 2013, Issue 7. Art. No.: CD005461.

● 分娩の進行の客観的な評価に役立つ

パルトグラムは，分娩の経過と母子の状態を図表で記し，全体像を視覚的に把握できる記録である。正常分娩から外れ，分娩が遷延する徴候が出てくると，警告を示すラインと，何らかの対処を喚起するラインが引かれるため，特に遷延する分娩経過の把握に役立つ。

日本においては，一般的な分娩の現場で使用されているとは言えないが，分娩の進行に関して継続的に客観的な評価をすることが難しい現場においては，採用を検討するべきかもしれない。

▶ 内診

内診については，2件のランダム化比較試験で検証されている。307人の産婦が参加した1件の研究では，腟内診と肛門内診が比較され，150人の産婦が参加したもう1件の研究では2時間おきの内診と4時間おきの内診が比較されていた。ただし後者の研究ではランダム化の後，27～28%の産婦が研究から脱落していた。

腟内診と肛門内診を比較した研究では，前者のほうが不快であると報告した女性が有意に多かった以外は，有意な差を認めなかった。内診の頻度を比較した研究では，分娩の進行を含めて，有意な差を認めなかった。

Downe S, Gyte GML, Dahlen HG, Singata M: Routine vaginal examinations for assessing progress of labour to improve outcomes for women and babies at term. Cochrane Database of Systematic Reviews 2013, Issue 7. Art. No.: CD010088.

分娩経過中の内診には，明確な科学的根拠はない

　ほとんどの施設では，分娩経過中に内診で進み具合を確認している。この内診の主な目的は，分娩が正常に進んでいるか，遷延徴候がないかを評価することにあるとされている。

　このレビューでは，定時の内診の頻度により，陣痛促進剤の使用，疼痛緩和のための硬膜外麻酔の頻度，帝王切開率，自然経腟分娩率，吸引・鉗子分娩など医学的介入を伴う経腟分娩率，周産期死亡率，NICU への入院といった指標に，有意な差を認めなかった。分娩経過中の内診はごく日常的ルーチンとして受け入れられているが，明確な科学的根拠に裏付けされたものではないというのは驚くべきことである。

　分娩の異常を早期に把握し，適切に対処，処置することは，母体や赤ちゃんの罹患率や死亡率を軽減するであろうが，分娩中のルーチンの内診が果たして適切な処置に相当するかどうか，についてはまだ結論が得られていない。内診には感染や出血などのリスク，過剰診断による不必要な医療介入を増やすリスクも伴う。また，内診に抵抗のある女性が多いなか，心理面の評価や配慮も不可欠であろう。

分娩中の食事や水分制限

　分娩中の食事や水分制限の効果については，3,130 人の産婦が参加した 5 件のランダム化比較試験あるいは偽ランダム化比較試験で検証されている。統合結果は大規模な研究 1 件の結果に大きく左右されており，帝王切開や吸引・鉗子分娩など医学的介入を伴う分娩，アプガースコアなどに有意な差を認めなかった。研究の規模から，メンデルソン症候群のような比較的稀なアウトカムの評価はできないと考えられた。

Singata M, Tranmer J, Gyte GML: Restricting oral fluid and food intake during labour. Cochrane Database of Systematic Reviews 2013, Issue 8. Art. No.: CD003930.

分娩中に起こるケトーシス

分娩中に起こるケトーシスの治療法を検証したランダム化比較試験は見つからなかった。

Toohill J, Soong B, Flenady V: Interventions for ketosis during labour. Cochrane Database of Systematic Reviews 2008, Issue 3. Art. No.: CD004230.

自らの身体の声に耳を傾ける

分娩が始まり身体的な負荷がかかったり，食事や水分があまり摂れなくなったりすると，糖質や脂質の代謝が障害され，ケトーシスというケトン体が体内に増加した状態になることがある。ある程度は生理的な範囲内で起こっていると考えられるが，程度が強くなると腹痛や嘔気などの症状を認めることがあり，母体や赤ちゃんに影響する可能性がある。このケトーシスについて，重症度や治療方法，赤ちゃんへの影響は，現在のところ明確な指標がない。

また，分娩中の水分補給や食事については，長時間体力を使うので，栄養や水分の補給は大切と勧める場合もあれば，本人の判断に任せる場合，誤嚥や緊急時の麻酔，帝王切開に備えて制限する場合など，さまざまである。

今回のレビューでは，特にリスクが高くない場合は，分娩期において水分や食事の制限をする科学的な裏付けは現在までのところはなく，産婦本人の意思によるのがよいのではないかと結論している。実際，いざ分娩が始まると，産婦は無我夢中で，いろいろ考えている余裕がなくなることが多い。結果として，本能や直観に基づいた行動や判断が増えてくるのではないだろうか。妊娠・出産が生理的な現象であることを踏まえると，特にハイリスクな事情がなければ，自らの身体からの声に耳を傾けることがいちばん自然なのかもしれない。

点滴補液による分娩時間の短縮

初産婦における，点滴補液による分娩時間の短縮効果については，1,781 人が参加した 9 件のランダム化比較試験で検証されている。

2 件の研究では，毎時 250 mL のリンゲル液の補液と経口補液の組み合わせを，経口補液のみと比較していた。経腟分娩に限ればリンゲル液の補液と経口補液の組み合わせ群で分娩時間の短縮が有意に認められたが，そのほかの予後には有意な差を認めなかった。

3件の研究では，経口補液をした状態で，毎時125 mLの補液と毎時250 mLの補液が比較された。より多い量の補液を受けた群では，有意に分娩時間が短縮したが，帝王切開率を含めて，そのほかの予後には有意な差を認めなかった。

　4件の研究では，経口補液を制限した状態で，毎時125 mLの補液と毎時250 mLの補液が比較されていた。より多い量の補液を受けていた群では，有意に分娩時間が短縮し，帝王切開率も減少したが，研究間の異質性（ばらつき）は高かった。そのほかの予後には有意な差を認めなかった。

　2件の研究では生理食塩水の補液が5％糖液の補液と比較されていた。分娩時間は1件のみ報告しており，有意な差を認めなかったが，中央値（メディアン）として分娩時間を報告した研究によると，5％糖液により分娩時間が短縮する傾向が認められた。帝王切開率を含め，そのほかの予後には有意な差を認めなかった。

Dawood F, Dowswell T, Quenby S: Intravenous fluids for reducing the duration of labour in low risk nulliparous women. Cochrane Database of Systematic Reviews 2013, Issue 6. Art. No.: CD007715.

点滴による補液についてはさらなる検討が必要

　娩出が近くなってくると，万が一の緊急事態に備えて静脈ルート確保を行なうとともに，補液を開始することは，日本だけではなく海外においても広く受け入れられているルーチンの1つといえよう。

　分娩は，長時間に及ぶ激しい運動に匹敵するともいえる。陣痛に耐えるなか水分を摂る余裕がなかったり，実際にはのどが渇いていても痛みで飲めなかったりして，結果として脱水傾向に陥る可能性があることは容易に想像できる。一方で，補液の量や種類に関しては十分な検討がなされているとは言い難く，施設により慣習的に判断されている場合が多いのではなかろうか。そもそも，緊急時のための静脈ルート確保は別問題として，分娩が生理的な現象であることを改めて思い出すと，医療介入である補液が必要かどうかという疑問が起こる。

　レビューによると，経口補液に加えて点滴による補液があったほうが，また量も125 mL/時より250 mL/時のほうが，分娩時間は短縮したという結果であった。しかし，今回の研究では研究手法や対象人数などの面から，まだルー

チンとして確立するには不十分とされている。経口補液で対応できる範囲であるかどうか，さらには脱水の評価や，点滴につながれていることへの心理的影響，また補液の種類による低ナトリウム血症などの弊害についての検討も必要であろう。

会陰裂傷を予防する介入

会陰裂傷を予防するための分娩第2期における介入については，1万5,181人の産婦が参加した20件のランダム化比較試験あるいは偽ランダム化比較試験で検証されている。

温罨法や会陰マッサージにより重度の会陰裂傷が有意に減少した。

児の頭に手を当てて分娩を進める方法（hands on）と当てずに進める方法（hands off）を比較した場合は，会陰裂傷の頻度に有意な差を認めなかったが，後者で会陰切開の頻度が有意に低下した。

Aasheim V, Nilsen ABV, Reinar LM, Lukasse M: Perineal techniques during the second stage of labour for reducing perineal trauma. Cochrane Database of Systematic Reviews 2017, Issue 6. Art. No.: CD006672.

会陰切開

会陰切開の効果については，6,177人の産婦を含む12件のランダム化比較試験で検証されている。ケースに合わせた限定的な会陰切開群では，ルーチンに会陰切開をする群にくらべて会陰裂傷，縫合癒合時の合併症の頻度が有意に減少したが，会陰上部の裂傷の頻度が上昇していた。会陰の感染や性交痛，尿失禁など，そのほかの予後では有意な差を認めなかった。

Jiang H, Qian X, Carroli G, Garner P: Selective versus routine use of episiotomy for vaginal birth. Cochrane Database of Systematic Reviews 2017, Issue 2. Art. No.: CD000081.

会陰裂傷の予防，程度の軽減のためにも日々研鑽を

会陰裂傷と会陰切開は，妊産婦にとっては非常に気がかりなテーマである。バースプランであらかじめ希望を聞かれる場合もあるが，実際には児の胎位，母体の腟や会陰の伸展性，分娩の進行速度など，娩出の直前にならないとわからない要素も多く，最終的な判断は医療サイドに置かれているといってもよかろう。会陰切開をルーチンで行なわない場合は，迅速かつ適切な判断と技術が

必要となる。

　会陰裂傷は，確実に診断して適切な治療を行なわないと，のちに肛門機能不全，尿・便失禁，将来の子宮下垂や子宮脱の原因ともなりうる。会陰裂傷を防ぐための対策は，施設によりある程度の方針が決まっている場合が多い。国内を対象とした調査では，会陰裂傷を予防するための会陰部温罨法をケースにより実施している施設の割合は，病院25.6%，診療所20.0%，助産所50.0%という報告がある。会陰切開については，初産婦に対しほぼ全例で実施している施設の割合は，病院20.7%，診療所24.6%，助産所1.5%，経産婦に対しては，病院1.7%，診療所および助産所は0%という報告がある。

　まずは会陰裂傷を未然に防ぐため，あるいは裂傷の程度を軽減するために，今までの知見から得た知識をもとに，産婦1人ひとりの状況と希望を考慮しながら，いざというときに迅速かつ適切な判断ができるように，日々研鑽しておきたい。

出産に関するさまざまなルーチン

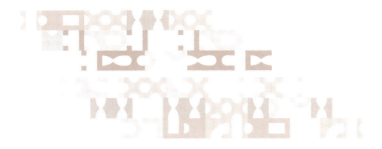

母子の
メンタルヘルスケア

妊娠早期からのケア

妊娠中・出産後のメンタルヘルスの評価

　メンタルヘルスの評価ツールを用いることによって，予後が改善するかどうかについて，2件の質の高い研究で検証されている。医療者が妊婦のメンタルヘルスに関するリスクについて認識し，産後うつに至る可能性の高い女性を見つけるための ALPHA というツールがある。医療者の認識を高める効果については，139人の医療者を対象とした1件の研究が検証しており，有意差が微妙なレベルで示された。しかし，実際の産後うつの発症率に有意差は認めなかった。

　もう1件の371人の女性を対象とした研究では，出産後3，4か月に，産後うつに関する質問票（エジンバラ産後うつ病質問票；EPDS）の結果について，女性にフィードバックするとともに説明のブックレットを渡すという介入について検証しており，産後うつの発症率に有意差は認めなかった。

Austin MP, Priest SR, Sullivan EA: Antenatal psychosocial assessment for reducing perinatal mental health morbidity. Cochrane Database of Systematic Reviews 2008, Issue 4. Art. No.: CD005124.

妊婦の心は安定？　不安定？

かつて，妊娠中は女性が母となる幸せに満ちる時期であり，心の安定を比較

的保ちやすいという考えが主流であった．これは，「妊娠→おめでたい→幸せ
だろう」という世間一般にありがちな思い込みのほか，学術的には，妊娠中の
精神科への入院率が非妊娠時や出産後と比較して低いという報告，妊娠中の自
殺率が低いという報告などがもとになっている．しかし実際には，妊娠中も同
様にメンタルヘルスの問題は起こりうる．英国では妊婦 100 人中 10～15 人
が，うつ病や不安障害を抱えているという報告もある．また，以前から知られ
ているように，産褥期は非妊娠時よりメンタルヘルスの問題が起こるリスクが
高い．

　妊娠といっても，その背景にある状況はさまざまである．もちろん，望んだ
妊娠で喜びに満ちている人も多いだろう．一方で，妊娠を希望していたものの
時期尚早である場合や，望まない妊娠，夫婦間での妊娠に関する意見の相違と
いった状況もあるかもしれない．また，望んだ妊娠であったとしても，体調や
身体変化への不安，これからの生活や出産・育児に関する不安，周囲からのプ
レッシャーなどを感じている人もいる．

　妊婦の精神科受診率の低さは，単純に問題が少ないからだと考えるのは危険
であろう．何らかの精神的・心理的悩みを抱えていても，妊娠しているがため
に受診をためらっているのかもしれない．妊娠しているのだから自分がしっか
りしなくては，と無理に頑張っているのかもしれない．

　また，だるい，疲れやすい，食欲がわかない，よく眠れないなど，一部の症
状は，つわりの時期など，正常な妊娠でも生理的な経過としてよく経験される
ものである．妊婦自身はもちろん，家族や医療従事者も，どこからを精神症状
とみなし精神科の受診を考えるべきなのかどうかわかりにくいという側面もあ
る．さらに，精神科ではなく産婦人科に入院して，精神科のサポートを受けて
いる可能性もある．妊娠を契機として，個人，夫婦，家族，社会との間で起こ
るさまざまな変化はストレスともなりうる．

客観的なリスク評価と支援ニーズへの気づきを

　妊娠・出産・産褥期に関する女性のメンタルヘルスは，周産期メンタルヘル
スというカテゴリーで考えられるようになったが，わが国においては，まだ確
立した診療方針，支援体制が組まれているとは言い難い分野である．

　欧米諸国でも周産期メンタルヘルスの重要性が注目され，議論が活発化して
きたのは 1980 年代であり，日本においては 2003 年に日本周産期メンタルヘ

ルス研究会が発足，その後2014年に日本周産期メンタルヘルス学会と改名された。まだ新しく，これからが期待される分野である。

　周産期医療の従事者は，妊婦のメンタルヘルスや家庭環境に日頃から気を配り，相談しやすい人間関係をベースにしながら，客観的なリスク評価と支援ニーズへの気づきを意識しておくことが何よりも重要であろう。今回の研究で取り上げられているエジンバラ産後うつ病質問票（EPDS）は，日本でも標準化されており，研究目的のみならず臨床現場でもスクリーニングとしての使用が広まりつつある。このような客観的な指標と，経験に基づく判断をうまく組み合わせて，ハイリスクな人の早期発見と，個々のニーズに合わせた適切かつ柔軟な支援，また支援を求めやすい環境の整備を考えていきたい。

社会心理学的・心理学的な方法による妊娠うつ病の治療

　社会心理学的，あるいは心理学的な妊娠うつ病の治療方法については，米国で行なわれた1件の質の高い研究で検証されている。DSM-IV でうつ病と診断された38人の妊婦が参加し，育児指導を受けた群に比べて，対人関係療法を受けた群では，うつ症状を起こす割合が有意に減少した。

Dennis CL, Ross LE, Grigoriadis S: Psychosocial and psychological interventions for treating antenatal depression. Cochrane Database of Systematic Reviews 2007, Issue 3. Art. No.: CD006309.

マッサージ，鍼治療，光療法，ω-3脂肪酸による妊娠うつ病の治療

　社会心理学的あるいは心理学的な方法ではなく，薬物療法にも当てはまらない妊娠うつ病の治療方法については，米国，スイス，台湾で行なわれた6件の質の高い研究で検証されている。そのほとんどで治療方法が異なるために，研究は別々に検討された。

　うつ治療を目的としたマッサージについては，38人の妊婦と88人の妊婦を対象とした2件の研究で検証されている。その両方が非特異的な鍼治療と比較され，有意差を認めなかった。妊婦にとって特別な人からのマッサージについては，149人の妊婦が参加した1件の研究で検証さ

れ，うつ症状の軽減を認めた。

　うつ治療を目的とした鍼治療については，35 人の妊婦が参加した 1 件の研究で，非特異的な鍼治療と比較されている。短期的なうつ症状の軽減には有意差を認めなかったが，うつ治療への反応性はより高い傾向にあった。

　光療法については，27 人の妊婦を対象とした 1 件の研究で検証され，治療中のうつ症状が有意に軽減した。しかし，その後のうつ治療への反応性や軽快率には有意差が示されなかった。

　ω-3 脂肪酸の有効性については，2 件の研究で検証されている。33 人の妊婦を含む 1 件の研究では，ω-3 脂肪酸摂取によりうつ症状が軽減したことが示されたが，21 人の妊婦を含むもう 1 件の研究では，いずれのアウトカムにも有意差を認めなかった。

Dennis CL, Dowswell T: Interventions (other than pharmacological, psychosocial or psychological) for treating antenatal depression. Cochrane Database of Systematic Reviews 2013, Issue 7. Art. No.: CD006795.

女性とうつ病

　妊婦に限らず，近年，うつ病で苦しんでいる人が増えてきている。医療機関でうつ病を含む「気分障害」と診断された人は，1996 年には 43.3 万人であったが，2011 年には 95.8 万人と，15 年間でなんと 2.2 倍に増加しており，社会問題にもなっている。うつ病は，男性より女性に多い疾患として知られている。女性が生涯を通じてうつ病にかかる割合は約 8％であり，男性より 1.5〜2 倍発症率が高いとされている。

　発症時期の性差もある。男性は働き盛りの 30〜50 代での発症がピークであるが，女性は 30〜40 代と 60〜70 代の 2 つのピークがある。その一因として女性ホルモンの関与が考えられている。月経，妊娠，出産，更年期，閉経に伴うホルモンの変動はまさに劇的であり，かつ女性特有のものであるといえよう。これらの変化は，思春期，結婚，出産，子どもの独立といった一連のライフイベントとも時期が一致しており，内分泌学的な変化のみならず，家庭環境，社会的なかかわりでも，大きな変化を経験する時期である。

非妊娠時のうつ病と薬物療法

　このレビューでは，妊娠中のうつ病の治療方法についての研究を取り上げている。まず，薬物療法以外の治療方法がたくさん取り上げられている点が目を引く。非妊娠時の一般的なうつ病の治療は，重症度や，患者の希望などを勘案して，薬物療法と，認知行動療法に代表される心理療法とを組み合わせて選択されることが多い。

　日本うつ病学会の大うつ病性障害の治療ガイドライン（2016 年）には，軽症うつ病では安易な薬物療法は避けるべきであるが，薬物療法に消極的になりすぎても重症化を招く恐れがあり，適切な治療の判断は容易ではないことが述べられている。

周産期の薬物療法

　臨床現場では，妊娠中の薬物治療の効果と副作用との間のジレンマで，頭を悩ませる場合が少なくない。まず，精神科治療薬の胎児への影響の問題である。うつ病の薬物療法に使用される薬には，「抗うつ薬」「非定型抗精神病薬」「抗不安薬」「睡眠薬，睡眠導入薬」「気分安定薬」などがある。これらを妊娠中に服用すると，自然流産，先天異常，子宮内胎児発育遅延などの危険性が増すことがわかっている。また，出生時に赤ちゃんが，抗うつ薬の突然の中断による離脱症候群を起こす可能性もある。したがって，これらの薬の多くが「妊娠中の服用は禁忌，あるいは原則禁忌，服用を検討するのは治療上の利益がリスクを上回る場合」としており，服用中は授乳を避けることが記されている。

　妊娠前から，精神疾患により服薬している女性が妊娠を希望した場合は，体調をみながら比較的調子のよい時期を狙って減薬または休薬し，計画的に妊娠・出産するというケースもある。しかし，このようなケースは少数派で，服薬中に妊娠が発覚したというケースのほうが多いだろう。妊娠がわかると，薬の胎児への影響を考え，減薬または休薬を希望する女性は多い。また，続けて服薬するという選択をした場合は，大丈夫だろうかという不安感と，申し訳ないという罪悪感がつきまとう。

　病気の悪化・再発の問題もある。妊娠早期に抗うつ薬の服用を止めた女性10 人のうち 7 人は症状が悪化したという報告がある。妊娠時に抗うつ薬の服用を止めた女性は，うつ病を再発するリスクが高いと一般的には考えられている。

薬物療法以外の可能性を探る

　このような理由から，薬物療法と同等の効果があると認められている認知行動療法を行ないたいと希望する人は多いであろう。認知行動療法は，科学的にも効果があると実証されている数少ない心理療法の1つである。世界的には，薬物療法と並び標準的なうつ病の治療方法の1つとなっているが，専門性の高い技術と診療時間を要するために，日本の臨床現場においては，まだまだ十分に浸透しているとはいえない。

　対人関係療法，マッサージ，鍼治療，光療法，ω-3脂肪酸など，さまざまなアプローチの効果が検討されているのも，薬物療法以外で何か効果のあるものはないかと必死に探求していることの表れであろうし，またニーズを反映しているとも考えられる。妊娠における影響，特に悪影響を十分に評価・検討しながら，今後もさまざまな支援の可能性を探っていきたい。

産後うつの予防

　社会心理学的，あるいは心理学的な産後うつの予防方法については，1万7,000人の女性を含む28件の質の高い研究で検証されている。全般的に，社会心理学的，あるいは心理学的予防を受けた女性は，そうではない女性と比べると有意に産後うつの発症が抑えられていた。このような方法のなかでも特に有効と考えられたのは，助産師や保健師による産褥期の自宅訪問，電話によるピアサポート，個別的・集団的な心理療法であった。また，ハイリスクな女性を明らかにしたうえで介入すると，産後うつの発症をより抑えられることも示された。

　Dennis CL, Dowswell T: Psychosocial and psychological interventions for preventing postpartum depression. Cochrane Database of Systematic Reviews 2013, Issue 2. Art. No.: CD001134.

社会心理学的・心理学的な産後うつの治療

　認知行動療法などの社会心理学的，あるいは心理学的な産後うつの治療方法については，956人の女性を含む10件の質の高い研究で検証されて

いる。全般的に，治療によって，産後1年以内にうつ症状が続く割合が軽減することが示された。うつ状態の診断方法を変えても，効果は同様に認められた。長期の予後は不明であった。

Dennis CL, Hodnett ED: Psychosocial and psychological interventions for treating postpartum depression. Cochrane Database of Systematic Reviews 2007, Issue 4. Art. No.: CD006116.

抗うつ薬による産後うつ病の治療

　産後うつ病を発症した女性に対する抗うつ薬による治療の効果については，596人の女性が参加した6件のランダム化比較試験で検証されている。このうち4件の研究では，選択的セロトニン再取り込み阻害薬（SSRI）とプラセボが比較されていた。この4件のうち2件で，両群に心理（精神）療法が提供されていた。SSRI群で有意に薬剤反応性が高くなるか寛解が増えていた。

　1件の研究では，抗うつ薬による治療と標準治療を比較しており，その後，両群でListening Visits（英国で行なわれている産後うつ病に対する保健師の訪問による支援）が提供されていた。Listening Visits前は抗うつ薬による治療群で症状の改善が認められたが，Listening Visits後にはその差は認められなくなった。

　最後の1件の研究では，三環系抗うつ薬同士の比較をしていたが，研究から離脱した女性が50％と多く，判断はつかなかった。

　抗うつ薬による産後うつ病の治療については，研究の数が少なく，異質性が高い。また母体の長期的な予後や児への影響など，アウトカムの評価を含めて，全般的に科学的根拠としては不十分と考えられる。

Molyneaux E, Howard LM, McGeown HR, Karia AM, Trevillion K: Antidepressant treatment for postnatal depression. Cochrane Database of Systematic Reviews 2014, Issue 9. Art. No.: CD002018.

ホルモン療法による産後うつの予防・治療

　ホルモン療法（エストロゲン，黄体ホルモン）による産後うつの予

防・治療の効果については，229人の女性が参加した2件の質の高い研究で検証されている。産後48時間以内に黄体ホルモンを投与することにより産後うつの発症リスクが高まり，エストロゲンを投与することにより重症産後うつ病患者のうつ症状が軽減することが示された。

Dennis CL, Ross LE, Herxheimer A: Oestrogens and progestins for preventing and treating postpartum depression. Cochrane Database of Systematic Reviews 2008, Issue 4. Art. No.: CD001690.

マタニティブルーズと産後うつ病

妊娠・出産に関するメンタルヘルスというと，まずマタニティブルーズが思い浮かぶかもしれない。これは，分娩直後から産後1週間頃の，涙もろくなる，不安感，焦燥感，抑うつ気分，集中力の低下などの精神症状を示す。治療をしなくても，産後10日目くらいまでには自然によくなる一過性の情動障害であり，3割ほどの人が経験すると考えられている。ホルモンの激動に伴う生理的な変化とされ，いわゆる精神疾患とはとらえられていない。

一方，産後うつ病は，産褥期精神病の約半数を占め，もっとも高頻度に認められている精神疾患であり，日本における発症率は9.0%（2013）とされている。多くは，退院後に抑うつ気分を主とした症状が現れる。育児不安や家事への不満や焦り，子どもの健康や発達への過剰な心配，母親・妻としての自信喪失などが特徴的である。

信頼できる人間関係を基盤に置いたサポートを

産後うつの予防と治療に関しては，量・質ともに高い研究が多く，極めて関心の高い分野である。産後うつを予防するには，個別心理療法のみならず，助産師や保健師による訪問サポート，電話によるピアサポートなど，社会や仲間からのサポートも有効であった。また治療に関しても，認知行動療法は薬物治療と同等の効果があった。

精神疾患で苦しんでいる妊婦や母親を目の前にすると，支援する立場の人間として何ができるのか，何が母親や子ども，家族にとってよいのだろうかと，さまざまな葛藤に揺れるだろう。それでもやはり信頼できる人間関係を基盤に置いたサポートは，すべての治療や支援の原点になると信じたい。そういった意味で，今回の結果は，支援する側にとってはとても勇気付けられる。医療・

心理・福祉など，さまざまな領域の人が，地域で連携を組んで情報を共有し，より質の高い支援体制が組めるとよい。

薬物療法に関しては，心理（精神）療法を併用のうえで SSRI を服用することが，うつ状態の改善という点において，ある程度の効果があると示された。しかし，母乳への薬物移行なども含めた子どもへの影響や母体の長期的な予後に関しては評価されておらず，結論を出すには時期尚早とされている。今後のさらなる研究結果が待たれるということになろう。

ホルモン療法のうち，エストロゲンの投与はうつ症状の軽減に効果があるとされているが，まだ十分な根拠があるとまではいえず，さらなる研究が必要とされている今後の課題の 1 つである。

妊婦への家庭内暴力の予防・軽減

妊婦への家庭内暴力を予防・軽減する方法については，3,417 人の女性が参加した 10 件の質の高い研究で検証されている。ただし，研究方法が異なるため，1 件の比較的大規模な研究によるデータが結果を大きく左右した。

1 件の研究結果では，心理療法により，妊娠中・産褥期のパートナーからの暴力の報告数が有意に軽減したことが示された。妊娠中および産後うつの発症率には有意差を認めなかった。流産や死産，妊産婦死亡，常位胎盤早期剝離といった新生児や母体のアウトカムについてはほとんど報告されていなかった。

Jahanfar S, Howard LM, Medley N: Interventions for preventing or reducing domestic violence against pregnant women. Cochrane Database of Systematic Reviews 2014, Issue 11. Art. No.: CD009414.

驚くべき家庭内暴力の実態

2015 年度に内閣府から発表された資料によると，女性の約 4 人に 1 人は配偶者から家庭内暴力（DV）を受けたことがあり，約 10 人に 1 人は何度も DV を受けているという。被害を受けた女性の約 4 割はどこにも相談しておらず，被害を受けたことがある家庭の約 3 割では子どもの被害もみられる。被害を受けた女性の約 9 人に 1 人は命の危険を感じた経験があるという。衝撃

の内容である。

　日本では，2001年に「配偶者からの暴力の防止及び被害者の保護等に関する法律（DV防止法）」が施行されてから，積極的な調査研究や対策が進められてきている。東京都の調査によると，男女の役割分業に肯定的な人ほど，異性への性的暴力や精神的暴力に対しても寛容であったとされる。

 暴力による身体と心の傷

　家庭内暴力には，身体的暴行，心理的攻撃，経済的圧迫，性的強要など，いくつかのタイプがあるが，いずれにせよ妊婦自身，これから生まれてくるであろう赤ちゃん，すでに生まれている子どもにとって，身体的・心理的悪影響ははかり知れない。DVを受けた人は，暴力による外傷とそれに付随する後遺症のほかにも，さまざまな精神疾患を発症することがある。DVシェルターに逃げてきた被害者のうつ病発症率は4〜6割，PTSD発症率は3〜8割であったという調査もある。また，自殺企図，不安症，身体症状症，アルコール使用障害や薬物乱用など，さまざまな問題がしばしば認められる。

　周産期は，密室である家庭内に社会の目が比較的入りやすい時期である。これをチャンスととらえ，その家族の抱えている問題にもアンテナを張っておきたい。被害者とその家族の支援はもちろん重要であるが，加害者の実態や精神心理はまだほとんど明らかになっていない。逃げた人を守るだけでは根本的な解決につながらない。こちらも今後の課題であろう。

産後の継続支援

産後の母児関係形成

　産後の母児関係形成に関する教育的介入について，3,949人の母親と579人の父親を含む27件のランダム化比較試験で検証された。5件は赤ちゃんの睡眠促進について，12件は赤ちゃんの行動について，3件は一般的な産後の健康について，3件は一般的な赤ちゃんのケアについて，4件が赤ちゃんの安全についての教育介入であった。

　結果を適切に報告していたのは13件だけであった。睡眠に関する介入では，睡眠時間は有意に延長したが，啼泣時間には有意な影響はなかっ

た。行動に関する教育介入では，母親の行動に関する知識は有意に増加したが，そのほかに有意な差はなかった。

Bryanton J, Beck CT, Montelpare W: Postnatal parental education for optimizing infant general health and parent-infant relationships. Cochrane Database of Systematic Reviews 2013, Issue 11. Art. No.: CD004068.

集団で行なうペアレンティング・トレーニング

　出生から3歳までの乳幼児の情緒行動的発達を促す集団ペアレンティング・トレーニングの有効性について，22件のランダム化比較試験および非ランダム化比較試験で検証された。

　集団ペアレンティング・トレーニングにより，有意な情緒および行動的発達促進が示された。しかしながら，非ランダム化比較試験を除外すると，有意差は消失した。

Barlow J, Bergman H, Kornør H, Wei Y, Bennett C: Group-based parent training programmes for improving emotional and behavioural adjustment in young children. Cochrane Database of Systematic Reviews 2016, Issue 8. Art. No.: CD003680.

親への産後教育で子の発達が促される

　産後の子育て支援の一環としてのプログラムの評価である。赤ちゃんが生まれる前までは，かかりつけの産婦人科や助産所での母親学級のプログラムなどに，流れに乗ったまま参加する機会があるが，出産してからは母親が自主的に探して参加することがほとんどである。子育てについて困ったことや相談したいことがあれば，地域の保健センターや小児科などが窓口となることが多い。地域の子育て支援センターや民間の団体では，ニーズに合わせて親子で参加できるプログラムや，講演会，専門家による個別相談などを実施している地域もある。また，子育て広場のように，気軽に集える場所を提供することで，地域での友達づくりや，相互支援を促すものある。

　このようなプログラムでは，開催後にアンケートという形で参加者からコメントをもらい，その後の運営に役立てることがある。プログラムは，感覚的には何らかの「役に立つ」のではないかという気がするが，実際に客観的に評価したのがこれらの研究である。結果としていずれも，赤ちゃんの睡眠時間が長

くなったり，母親の知識が増えたり，子どもの情緒発達が促されたという結果となっている。

プログラムの詳細な内容には触れられていないが，赤ちゃんはこういうものというイメージや，赤ちゃんの発達についての正しい知識を得て，問題の対処法を学ぶことで，不安や焦りが和らぐ効果があるのではないかと思われる。こうした領域は，日常の臨床的な感覚を磨きながら，その地域や時代のニーズに合った形で，試行錯誤しながら発展させていくのがよいだろう。

このようなプログラムには，子育てへの意識が高く行動的な人の参加率は高いが，いちばん支援を必要としているハイリスクの人たちには届いていないことが多い。ハイリスクの人たちにこちら側から気づき，少しでも参加したい気持ちが高まるような支援のあり方を考えていきたい。

ベビーマッサージの効果

生後6か月までの健康な乳児に対してマッサージをすることが精神運動発達によい影響を及ぼすのかについて，34件のランダム化比較試験で検証された。マッサージを受けた群では，受けなかった群に比べ，身長，体重，頭囲などの身体の成長と睡眠時間が有意に増し，啼泣時間が有意に低下した。さらに，粗大運動，微細運動，社会性発達，心理運動性発達に関しても有意に増加したが，そのほかには有意な結果は見出されなかった。

ただ，研究の大半はその質に問題があるとされており，また，どのような医学・生物学的関係性で改善するのかが示されておらず，現時点では，特にリスクの高くない乳児にベビーマッサージを積極的に勧めるまでの根拠ではないとされている。

Bennett C, Underdown A, Barlow J: Massage for promoting mental and physical health in typically developing infants under the age of six months. Cochrane Database of Systematic Reviews 2013, Issue 4. Art. No.: CD005038.

好ましい効果をもたらすものの科学的根拠は乏しい

　ベビーマッサージと聞くと，赤ちゃんの肌を温かく包み込む母親の手のひら，見つめ合う親子といった，母親にも子どもにとっても身体と精神の双方によさそうな印象がなんとなくある。そもそもマッサージとは，血液やリンパ液の循環を促したり，筋肉の緊張を和らげたりすることで，健康増進や心身の緊張緩和などの効果を目的としたものである。世界各国でさまざまな方法で古くから行なわれており，日本では按摩や指圧がその源流となる。近年では医療の分野ではリハビリテーションの一環として，また代替医療や娯楽としても用いられている。

　身近に感じるマッサージではあるが，定義，方法，効果，資格などは，実は明確になっていない。特にベビーマッサージについては，民間の団体が独自の手法を開発したり，研修制度を組み資格を発行したりしているのが現状である。このように歴史は古い一方で，どこまで効果があるのかという科学的裏付けは非常に乏しい。

　今回の研究では，マッサージは予想通り好ましい効果をもたらすという印象はあるものの，決定的な裏付けを取れたわけではないという結果であった。生まれて間もない赤ちゃんと，ゆったりとした時間を過ごしながら肌と肌で触れ合うことの効果は，裏付けがなくてもよいのではないかという思いもある。一方で2014年，ベビーマッサージを受けた乳児がその後死亡し，過失致死罪に問われるという事件も起きている。安全性の確保が最重要であることには間違いはない。マッサージの方法や技術習得についても，専門家を交えた十分な検討と，管理や監督のシステムが必要であることは言うまでもないが，科学的根拠に縛られすぎるあまりに本筋を見失うことがないようにしたい。

親のメンタルヘルス

　親のメンタルヘルスを向上させるための集団のペアレンティング・トレーニングの効果について，4,937人が参加した48件のランダム化比較試験で検証された。ペアレンティング・トレーニングには，行動療法，認知行動療法がある。その他のトレーニングとしては，子どもの行動に対する親のストレスを緩和したり，家族としての機能を高めたりするようなプ

ログラムなどがあった。短期的なうつ状態や不安，ストレス，怒り，呵責，自信や，パートナーとの関係については，有意な改善を認めた。ただし，6か月後にも有意差が残るのはストレスと自信のみであり，1年たつといずれも有意差を示す結果はなかった。自尊心に関しては有意差を認めなかった。

Barlow J, Smailagic N, Huband N, Roloff V, Bennett C: Group-based parent training programmes for improving parental psychosocial health. Cochrane Database of Systematic Reviews 2014, Issue 5. Art. No.: CD002020.

● ペアレンティング・トレーニングにはポジティブな効果があるが短期的

親の精神・心理状態は，子育てに大きく影響する。前述のレビューに続き，ペアレンティング・トレーニングは短期的にポジティブな効果があることが改めて示された。今後は，フォローアッププログラムや，地域の親同士の相互支援のネットワークづくりなどで，これらの短期的な効果をより長期にわたり持続させていくことが次なる課題であろう。また，妊娠中から，赤ちゃんや子どもとはこんなものだと正しく理解し，より具体的なイメージをもつことも，親の育児ストレスを減らす一助となるかもしれない。

若年出産の親のメンタルヘルス

10代の親に対する個別あるいは集団のペアレンティング・トレーニングの効果について，513人が参加した8件のランダム化比較試験で検証された。トレーニング後の親の子どもに対する反応，フォローアップ時の子どもの親に対する反応，トレーニング後およびフォローアップ時の親子の相互作用に関しては，有意に改善を示した。そのほかでは有意な結果は得られなかった。

Barlow J, Smailagic N, Bennett C, Huband N, Jones H, Coren E: Individual and group based parenting programmes for improving psychosocial outcomes for teenage parents and their children. Cochrane Database of Systematic Reviews 2011, Issue 3. Art. No.: CD002964.

若年出産の親には細やかなサポートを

　10代での出産を若年出産とするが，日本では1930年には5.4％とさほど珍しくはなかった。近年の晩婚化・晩産化に伴い，2012年には1.2％まで減っている。若年出産は，高齢出産よりは体力面で有利であり，また祖父母も若くサポートを受けやすいという利点がある一方で，さまざまな課題を伴うことが多い。

　日本において10代の妊娠の8割は婚前妊娠であり，妊娠を機に結婚となる場合が多い。相手の男性も若年であることが多く，双方が学業を諦めざるを得ない状況になったり，就職できたとしても深刻な経済的問題に直面したりすることが少なくない。また，離婚率も高く，子どもが5歳の時点で8割がひとり親世帯であったという推計もある。このようにハイリスクな若年出産の親に対しては，今回のレビューに含まれるような支援も含めて，妊娠出産，子育て全般にわたり，細やかなサポートが必要である。

赤ちゃんのケアと子育て

母乳育児

母乳哺育開始の方法

　母乳の開始を進める方法について，10万7,362人の女性が参加した28件のランダム化比較試験で検証された。医療従事者による母乳に関する教育，およびピアカウンセリングは，有意に母乳開始率を向上させた。その他の方法についての効果は不明であった。

Balogun OO, O'Sullivan EJ, McFadden A, Ota E, Gavine A, Garner CD, Renfrew MJ, MacGillivray S: Interventions for promoting the initiation of breastfeeding. Cochrane Database of Systematic Reviews 2016, Issue 11. Art. No.: CD001688.

母乳哺育を希望する母親は増えている

　厚生労働省が10年ごとに行なっている乳幼児栄養調査によると，2005年では，母乳が出れば母乳で育てたいと思っている人は52.9％，ぜひ母乳で育てたいと思っている人は43.1％と，96.0％が母乳で育てたいと考えていたと報告されている。また授乳期の栄養方法は，10年前に比べ母乳を与える割合（母乳栄養と混合栄養の割合）が増加し，生後1か月では約95％，3か月では約80％，また母乳のみの場合は，生後1か月で約40％と報告されている。

　WHOとユニセフは，「母乳育児成功のための10ヵ条」を長期にわたって遵守し，実践する産科施設を「赤ちゃんにやさしい病院」（BFH）として認定しているが，2016年現在，国内では，73施設が認定されている。これらをみ

ると，母乳への理解は促され，本来あるべき方向へ向かっている印象を受ける。一方で，母乳哺育がさまざまな理由で難しい場合，母親が不安や劣等感をいだかないように，傾倒しすぎないニュートラルな姿勢を保ちたい。

早期皮膚接触の効果

　早期皮膚接触（出生後すぐにじか肌で母が子を抱っこすること）の母乳哺育を含めた効果について，3,850人の女性が参加した46件のランダム化比較試験で検証された。早期皮膚接触により母乳率が有意に向上した。

Moore ER, Bergman N, Anderson GC, Medley N: Early skin-to-skin contact for mothers and their healthy newborn infants. Cochrane Database of Systematic Reviews 2016, Issue 11. Art. No.: CD003519.

母子同室の影響

　出産後の母子別室と母子同室の母乳哺育期間への影響について，176人の女性が参加した1件のランダム化比較試験で検証された。母子別室のグループでは，有意に平均で40％の母乳哺育期間の短縮が認められた。

Jaafar SH, Ho JJ, Lee KS: Rooming-in for new mother and infant versus separate care for increasing the duration of breastfeeding. Cochrane Database of Systematic Reviews 2016, Issue 8. Art. No.: CD006641.

産後早期の母子接触，母子同室の重要性

　WHOとユニセフの共同声明による「母乳育児成功のための10ヵ条」によると，第4条で母親が分娩後，30分以内に母乳を飲ませられるように援助すること，第7条で母子同室にし，赤ちゃんと母親が1日中24時間，一緒にいられるようにすることが織り込まれている。今回の研究結果のように，具体的に数値化してその効果が示されるとより説得力を増す。

　「出産後，家に帰ったら忙しい毎日が続くのだから，入院している間ぐらい赤ちゃんと離れて，ゆっくり眠りたい」という言葉を耳にすることがある。確かに，産後の疲れを取り，ゆっくりと身体を休め今後に備えたいという気持ちはわかる。しかし，なんとも現実的というか，合理的というか，一抹の寂しさ

を感じてしまう。1つの新しい命を迎えたまさにそのときである。もし帰宅後の生活が心配でそう感じているのであれば，母親が気持ちのゆとりをもって，温かな心で子育てを楽しめるような社会的支援を考えていく必要があるだろう。

　産後早期に，母子が肌と肌で触れあい，お互いの柔らかさと温かみを感じること，一緒に過ごすことが，どれだけ母子の心と身体に大切であるか，また母と子の関係構築が将来的にもどれだけ重要かを改めて考えさせられる。

自律哺乳の影響

　自律哺乳の母乳哺育への影響について検証されたランダム化比較試験はなかった。

Fallon A, Van der Putten D, Dring C, Moylett EH, Fealy G, Devane D: Baby-led compared with scheduled (or mixed) breastfeeding for successful breastfeeding. Cochrane Database of Systematic Reviews 2016, Issue 9. Art. No.: CD009067.

カップ授乳の効果

　完全母乳哺育が困難な際のカップ授乳の効果について，5件のランダム化比較試験で検証された。比較の対象はすべて哺乳瓶による授乳であった。カップ授乳のほうが有意に退院時の完全母乳率に関しては向上していたが，生後3か月や6か月での母乳率や体重増加では有意な差は認めなかった。

Flint A, New K, Davies MW: Cup feeding versus other forms of supplemental enteral feeding for newborn infants unable to fully breastfeed. Cochrane Database of Systematic Reviews 2016, Issue 8. Art. No.: CD005092.

カップ授乳にはメリットがあるが，長期的には勧められない

　母乳育児には，赤ちゃんに乳首を吸ってもらうことがいちばん自然な方法であるが，陥没乳頭で吸いにくい，赤ちゃんがうまく吸い付けないなどさまざまな理由で直接の哺乳が難しいことがある。その場合，経鼻栄養や哺乳瓶，カップやスプーンを用いた授乳などさまざまな手法が用いられる。カップ授乳は，哺乳瓶の使用と比べて，乳頭混乱を避けられることが大きな利点である。コツ

がいるが，慣れれば哺乳瓶に比べて衛生管理も楽なことが多い。

今回の研究結果からは，カップ授乳は長期的には母乳率や赤ちゃんの成育との関係がなさそうなので，勧められないと結論されている。しかし，もしカップ授乳を母乳が十分に分泌されるまでの短期間に行なうのであれば，1つの選択肢になりうるだろう。ただし，カップ哺乳は，本来の顎や舌を使った吸啜動作とは大きく異なる飲み方である。哺乳咀嚼機能の発達を考慮すると，長期的には哺乳瓶の使用が一般的であろうか。

おしゃぶりの影響

おしゃぶりの利用を制限することによる母乳哺育期間への影響について1,915人の赤ちゃんが参加した3件のランダム化比較試験で検証された。生後3，4か月時点の母乳率に有意な差を認めなかった。

Jaafar SH, Ho JJ, Jahanfar S, Angolkar M: Effect of restricted pacifier use in breastfeeding term infants for increasing duration of breastfeeding. Cochrane Database of Systematic Reviews 2016, Issue 8. Art. No.: CD007202.

おしゃぶりの使用はそれぞれの状況に応じて行なう

おしゃぶりの使用に関しては，国内でも海外でも意見が分かれる。主に赤ちゃんの気持ちを落ち着かせ，泣き止ませるために使うことが多い。

WHOでは，母乳育児を成功させるために，おしゃぶりやゴムの乳首は使用しないことを勧めている。主に乳頭混乱を防ぐためである。日本小児科学会や日本小児歯科学会では，噛み合わせへの影響から，遅くとも2歳半までにはやめるように勧めている。一方で，米国小児科学会では，乳幼児突然死症候群（SIDS）を予防する目的で，寝入りばなにおしゃぶりを使うことを勧めるなど，目的により方針もさまざまであるし，慣習的な影響もある。

それぞれの側面からの見解を十分に伝えたうえで，その家庭の状況や，赤ちゃんの個性を考え，何にいちばんプライオリティーを置きたいかで判断することになるだろう。

搾乳方法

搾乳方法に関して，2,293人の女性が参加した41件のランダム化比較試験で検証された。音楽やリラクゼーション，胸を温めること，胸のマッサージ，また，母乳哺育が困難な赤ちゃんにおいて，出産早期から搾乳ポンプを頻回かつ適切に使用した場合に，母乳量は有意に増加した。

Becker GE, Smith HA, Cooney F: Methods of milk expression for lactating women. Cochrane Database of Systematic Reviews 2016, Issue 9. Art. No.: CD006170.

母乳の分泌は心理的な影響を受ける

一般的な傾向として，女性が快適にリラックスして母乳哺育ができる環境を提供することが重要だと考えられる。ここで示されたいくつかの特定の方法に固執するのではなく，女性の好みや状況に合わせて，臨機応変に対応したい。

水分摂取量と母乳

母乳哺育中に水分摂取量を増やすことの効果について，210人の女性が参加した1件の偽ランダム化比較試験で検証されたが，適切に検証できる形での報告ではなかった。

Ndikom CM, Fawole B, Ilesanmi RE: Extra fluids for breastfeeding mothers for increasing milk production. Cochrane Database of Systematic Reviews 2014, Issue 6. Art. No.: CD008758.

水分摂取量と母乳分泌の関係はまだ明らかではない

授乳中の母親は母乳で水分を使う分，たくさんの水分を摂取する必要があるとされている。不足すると，便秘気味になったり母乳量が減少したりする可能性もあるかもしれない。では，水分摂取量を増やせば母乳分泌が増えるのかというと，まだ明らかな結論には至っていない。

水分だけではなく，母乳の分泌を促すために，食事に関してもさまざまなことが言われている。和食がよい，根菜類がよい，身体を冷やすものはよくない，おかずは粗食がよいといったことが挙げられる。一方で，どんなに食事に気をつけていても出ない人は出ないし，ジャンクフードばかり食べていても出

る人は出るという印象も捨てきれない。もちろん食事の内容は，母乳の成分にも量にも影響するので，大切である。しかし同時に，神経質になりすぎず，母親がリラックスして食べ慣れた美味しいものを喜んで食べるという心理的な影響も同じぐらい大切なのではないだろうか。

離乳食の開始

　母乳哺育中，早期に離乳食を開始することの効果について，2,542 人の赤ちゃんが参加した 11 件のランダム化比較試験で検証された。離乳食を早く開始することで，生後 4 か月，6 か月の時点で，児の健康や体重に関しての有意な差を認めなかった。

Smith HA, Becker GE: Early additional food and fluids for healthy breastfed full-term infants. Cochrane Database of Systematic Reviews 2016, Issue 8. Art. No.: CD006462.

離乳食の内容，進捗はさまざま

　離乳食を開始する時期は，以前は生後 5 か月頃が目安とされていたが，今は生後 6 か月頃を目安に開始するとされており，WHO も生後 6 か月までの母乳哺育を推奨している。実際の調査でも，1985 年では生後 3 か月，4 か月の開始がそれぞれ 30％台と多かったが，2005 年では生後 5 か月が 47.6％と半数を占め，続いて生後 6 か月が 28.6％と，全体として遅めになってきている。

　離乳食の内容に関しては，地域や民族により慣習的に決められていることが多く，驚くほど多種多様である。わが国では，大家族で祖父母と一緒に暮らしていた時代には，味噌汁の上澄みを薄めて飲ませたり，食べられそうなおかずを少しつぶして赤ちゃんに分け与えるということもあった。

　核家族化した現代では，母親の負担を減らすべく，スーパーでは，細やかなラインナップがとり揃えられたベビーフード，離乳食グッズが並び，書店ではさまざまな離乳食レシピ本が販売されている。これらを活用しながら，マニュアル本を参考に，慎重に進めていく母親が多い印象を受ける。一方で，「食べる」という観点から考えると，大人でも好みから量まで個人差が極めて大きいように，赤ちゃんにもその子に適した時期や量，内容があるはずである。マニュアル本に書かれていることを参考にしながらも，鵜呑みにしたり神経質になりすぎず，楽しく離乳食を進めていきたいものである。赤ちゃんの顔色や食

べ方，便の状態などをしっかりと観察すること，楽しくかつ安全に進めていけるように観察力と直観力を磨くことも，同時に大切ではないかと思う。

完全母乳哺育の期間とアレルギー性疾患発症

完全母乳哺育の期間について，途上国で行なわれた 11 件，および先進国で行なわれた 12 件の観察研究で検証された。すべての研究において，6 か月間完全母乳哺育を継続することにより，児の健康に不利になることは示されなかった。アレルギー性疾患の発症にも有意な差を認めなかった。

Kramer MS, Kakuma R: Optimal duration of exclusive breastfeeding. Cochrane Database of Systematic Reviews 2012, Issue 8. Art. No.: CD003517.

母乳哺育中の食事制限

アトピー性皮膚炎をはじめとする子どものアレルギー性疾患予防のため，母乳哺育中の女性が一定の抗原を避ける食事をすることの効果について，952 人の女性が参加した 5 件のランダム化比較試験で検証された。生後 18 か月時点での子どものアトピー性皮膚炎の発症には有意な差は認めなかった。中期的なその他のアレルギー性疾患の発症に関しては 1 件の研究のみの報告であり，長期予後についての報告はなかった。

Kramer MS, Kakuma R: Maternal dietary antigen avoidance during pregnancy or lactation, or both, for preventing or treating atopic disease in the child. Cochrane Database of Systematic Reviews 2012, Issue 9. Art. No.: CD000133.

極端な食事制限はむしろ逆効果

母乳や離乳食と子どものアレルギー発症との関連は非常に関心の高いテーマであり，さまざまな研究報告がなされ，子育て中の母親を混乱させている。2012 年の日本小児アレルギー学会の報告によると，わが国の食物アレルギーの有病率は乳児で約 5〜10％，幼児で約 5％，学童期以降が 1.5〜3％とされている。即時型アレルギーの起こりやすい食品は，鶏卵 38％，牛乳 16％，小麦 8％の順である。

即時型アレルギーは乳幼児に多いことから，かつては腸の未熟性が原因であ

り，母乳や胎盤を通じて抗原に感作されると考えられ，原因となりやすい食事の制限などが行なわれていた。しかしその後の疫学研究で，ある食物の摂取を制限しても，子どもの食物アレルギーは減少せず，むしろ増加することが判明し，今までの考え方に対しては否定的になった。最近では，「経皮的に食物アレルゲンに曝露されると感作が成立し，適切な量とタイミングで経口摂取された食物は，むしろ免疫寛容を誘導する」という，2008年に英国のラックにより発表された二重抗原曝露仮説が注目を浴びている。これにより極端な食事制限はむしろ逆効果であるとされ，適切な量を食べることと，スキンケアの大切さに重点が置かれるようになった。

　食物アレルギーに関しては，まだまだわからないことが多く，また経皮感作のメカニズムも十分には解明されていない。今後の研究動向にアンテナを張っておきたい。

長鎖多価不飽和脂肪酸摂取の影響

　母乳哺育中に長鎖多価不飽和脂肪酸を摂取することによる児の発達などへの影響について，1,280人の女性が参加した6件のランダム化比較試験で検証された。発達予後に関しては，いずれの指標も有意な差を認めなかった。身長に関しては平均で7.5 mm短縮，頭囲に関しては平均で6.9 mmの増加を有意にみたが，臨床的な意義は不明である。

Delgado-Noguera MF, Calvache JA, Bonfill Cosp X, Kotanidou EP, Galli-Tsinopoulou A: Supplementation with long chain polyunsaturated fatty acids (LCPUFA) to breastfeeding mothers for improving child growth and development. Cochrane Database of Systematic Reviews 2015, Issue 7. Art. No.: CD007901.

今後の研究成果に期待

　ω-3脂肪酸は，近年医療のさまざまな領域で注目されている不飽和脂肪酸である。DHAというと，サプリメントの成分として耳にしたことがある人も少なくないだろう。脳の発達と機能に重要な役割を果たしているとされ，その効果や副作用についての研究がさまざまな疾患に関して取り組まれている。これらの研究では，臨床的に有用といえる結論までは出ていないが，期待されている領域である。

経口避妊薬の影響

　経口避妊薬としてのプロゲスチン製剤あるいは合剤の母乳哺育への影響について，1,482人の女性が参加した11件のランダム化比較試験で検証されている。母乳哺育の期間について検証した8件のうち，2件で陰性（影響なし）の結果が報告された。母乳量を検証した2件の研究はいずれも古いが，減少が観察された。経口薬での研究では陰性の結果が示されたが，インプラント式では有意差は認めなかった。

Lopez LM, Grey TW, Stuebe AM, Chen M, Truitt ST, Gallo MF: Combined hormonal versus nonhormonal versus progestin-only contraception in lactation. Cochrane Database of Systematic Reviews 2015, Issue 3. Art. No.: CD003988.

正しい知識に基づいた避妊法の選択

　経口避妊薬としてのピルであるが，日本はピル使用に関してかなり消極的である。そもそも日本は主要欧米諸国と比べると避妊方法に特色がある。2013年の国連の資料によると，日本ではコンドームの使用による避妊が約4割を占めており，主要欧米諸国と比べても著しく割合が高い。コンドーム以外では，伝統的避妊法（リズム法）や抜去法など，確実性の低い方法が続いている。他の主要欧米諸国では，ピルやIUD（intra uterine device：子宮内避妊器具），避妊手術など，さまざまな方法が取られているが，日本においてはこれらの方法の割合は極端に低い。男性主導型のコンサバティブ（保守的）な避妊方法を志向していると言えよう。

　ピルが浸透しない理由にはさまざまな議論があるが，副作用についての不安が他諸国に比べて強い印象を受ける。また，避妊方法についての議論がなされにくい文化背景も影響している印象がある。「何となく怖い」という感情ベースの理由ではなく，それぞれの避妊法のメリットとデメリットを的確に知ったうえで，選択することを促したい。

母乳哺育促進のための制度

　仕事場における母乳哺育促進の支援について検証したランダム化比較試験はなかった。

Abdulwadud OA, Snow ME: Interventions in the workplace to support breastfeeding for women in employment. Cochrane Database of Systematic Reviews 2012, Issue 10. Art. No.: CD006177.

支援による母乳哺育期間の延長

　健康な赤ちゃんの母乳哺育をしている母親への支援について，8万3,246人の女性が参加した100件のランダム化比較試験・偽ランダム化比較試験で検証された。すべての支援で，母乳哺育の期間が延長する傾向があった。医療従事者による支援でも一般者による支援でも，ポジティブな効果が認められた。

McFadden A, Gavine A, Renfrew MJ, Wade A, Buchanan P, Taylor JL, Veitch E, Rennie AM, Crowther SA, Neiman S, MacGillivray S: Support for healthy breastfeeding mothers with healthy term babies. Cochrane Database of Systematic Reviews 2017, Issue 2. Art. No.: CD001141.

選択肢の多い社会の実現を

　仕事の有無にかかわらず，9割を超える女性はできれば母乳で子を育てたいと望んでいる。職場復帰にあたり母乳をどうするかという問題は切実である。復帰したら母乳は諦めなければならないと思っている女性も少なくない。女性の社会参加を支援するには，大切な課題である。

　一方で，赤ちゃんはこの世に生を受けてから1年にも満たず，母親も妊娠出産を経て，精神的にも肉体的にも大きな変動を迎えている時期である。授乳，おむつ交換，抱っこに加えて，その合間を縫っての家事仕事と，忙しさ極まりない毎日である。職場復帰のためには子どもの預け先を確保しなければならないが，今や赤ちゃんが0歳のときにフルタイムで職場復帰するタイミングを逃せば，それ以降に保育園に入れることが極めて難しい地域もある。出産後早期からフルタイムで働くか，職場復帰をしばらく諦めるかという二者択一を迫られるのである。

　前記の研究では，指導の対象（母親への直接指導かスタッフへの指導か），指導の形態（1対1かグループか，対面か電話かなど），支援者の背景（専門家か否か），支援の回数などについて検証された。

職場復帰しながらも母乳哺育を続けられるような環境整備や周囲の理解・配慮ももちろん大切であるが，もう少しゆったりと余裕をもって社会全体で子育てを大切に応援することができればと思う。同時に，母親の仕事も本人の希望や家族のライフスタイルに合う選択ができるような，柔軟な社会でありたい。

乳房ケアの効果

母乳哺育中の乳首の痛みに対処する方法について，656人の女性が参加した4件のランダム化比較試験で，①グリセリンパッド，②ラノリン（羊のオイル）と乳房保護シールドの併用，③ラノリン単独，④搾乳，⑤多目的の乳頭ケア軟膏の5種類の異なった方法について検証された。哺乳時の赤ちゃんの体位は，ルーチンケアの一環としてすべての研究で指導されていた。いずれの方法も有意に効果的とは言えなかった。

Dennis CL, Jackson K, Watson J: Interventions for treating painful nipples among breastfeeding women. Cochrane Database of Systematic Reviews 2014, Issue 12. Art. No.: CD007366.

治療効果と自然経過の判別は難しい

授乳の際の乳首の痛みは切実な問題である。特に出産後間もない時期は，母乳の分泌も十分ではなく，頻回の授乳になる。赤ちゃんが上手に哺乳できなかったり，母親も安定したポジションを取りにくかったりと，お互いに慣れていく期間とも言える。乳首が赤くヒリヒリと痛んだり，血豆や水疱ができたり，また乾燥して亀裂が入ったりといった乳首のトラブルが集中するのもこの時期である。一般的には，ラノリンなどの軟膏塗布やラップでの保湿，痛みがひどい場合は，搾乳して直接母乳の間隔を空けたり，乳頭保護器を使ったりすることなどが一般的な対処法である。それらは日本では比較的広く浸透している対処法で，感覚的には効く気がするし，また痛みに対して何かケアをしたいという思いにも応えられる。

しかし，この研究結果をみると，どこまでが治療の効果か，どこからが自然経過なのか，判別が難しい。興味深いのは，これらの軟膏の代わりに母乳を塗布しておくという方法も，短期間においては，軟膏と同等かそれ以上に効果があったことである。また，これらの乳首の痛みは，産後7〜10日後には軽く

なったとほとんどの母親が報告している。母子ともに哺乳に慣れて上手になってきたのか，乳首が刺激に鍛えられてだんだん強くなってきたのか，はたまた薬やケアのおかげなのか。医療のなかには，このように自然経過なのか治療の効果なのかわからないことがたくさんあり，興味深い。

産後乳腺炎の予防法

　産後の乳腺炎の予防方法について，960人の女性が参加した5件のランダム化比較試験で検証された。これらの研究では抗菌薬やその他の薬剤，教育などが検証されていたが，いずれも有意な差を認めなかった。

Crepinsek MA, Crowe L, Michener K, Smart NA: Interventions for preventing mastitis after childbirth. Cochrane Database of Systematic Reviews 2012, Issue 10. Art. No.: CD007239.

決め手となる予防法は明らかではない

　乳腺炎は，3〜20％くらいの人が経験するのではないかと考えられている。産後1〜2か月の間に発症することが多いとされているが，授乳中であればいつでも起こりうる。授乳を続けるうちに自然に回復する軽いものから，大きく腫れ上がり重症となる場合まで，症状には幅がある。治すためには，とにかく授乳やマッサージなどで母乳のうっ滞を解消しなければならないため，本当につらい状態である。

　感染を伴う場合と，感染を伴わず乳汁のうっ滞のみによる炎症の場合があるが，見分けが難しいために抗菌薬を投与されることもある。こじらせてしまうと相当な痛みを伴い，授乳自体が大きなストレスになったり，治癒にも時間がかかったりするため，予防や，軽症のうちの早期の対策が望まれる。

　今回の研究では，これといった決め手になる予防法は明らかにはならなかったが，どの研究も質的にまだまだ改善の余地を含んでおり，肯定も否定もできるまでには至っていない。当面は，現在の臨床現場で行なわれている教育に加えて，早期の発見と対処を，助産師を中心として進めていくのがよいだろう。

皮膚ケア

おむつかぶれ

おむつは使い捨てのもののほうがよいのかについて，17件のランダム化比較試験で検証されている。残念ながら，必要な情報をしっかりとした形で報告している研究は少なく，研究結果を統合することはできなかった。全般的には，セルロースを基本とする紙おむつのほうが布おむつよりも，吸収されるゲル化素材を含めたもののほうが単純な紙おむつよりも，通気性が高い形をしているもののほうが密封性の高いものよりも，ライニングを編み込んだもののほうが単純なものよりもよさそうではあるが，すべての研究において，研究手法の問題により一定の結論を出すことは難しい。

Baer EL, Davies MW, Easterbrook K: Disposable nappies for preventing napkin dermatitis in infants. Cochrane Database of Systematic Reviews 2006, Issue 3. Art. No.: CD004262.

おむつかぶれの治療法

おむつかぶれに関する治療法は，ビタミンAを含めた塗り薬の効果を別の塗り薬と比較した1件のランダム化比較試験のみで，有意な結果はなかった。

Davies MW, Dore AJ, Perissinotto KL: Topical Vitamin A, or its derivatives, for treating and preventing napkin dermatitis in infants. Cochrane Database of Systematic Reviews 2005, Issue 4. Art. No.: CD004300.

🍀 清潔を保つこと，刺激を避けることが基本

おむつかぶれは，比較的よく経験する赤ちゃんの皮膚トラブルである。おむつを当てている部分や，おむつカバーの当たる太ももの付け根などに赤い湿疹が出る。ひどくなると，表面の皮膚が薄くはがれ，びらんを呈することもある。おむつかぶれになると，不快感や痛みを伴い，おむつ替えのたびに赤ちゃんは大泣きする。また，見た目も痛々しく，ケアをする親にとっても心理的な苦痛を伴う。

原因は，まずは尿や便のアンモニアであるが，腸内細菌，消化酵素などからの刺激，蒸れ，摩擦による皮膚刺激，赤ちゃんの皮膚が薄く過敏なことなど，複数の要因が影響していると考えられている。治療としては，こまめなおむつ交換と，通気をよくし蒸れないようにすること，拭くときには強くこすらず，軽く押さえて拭き，便は優しく包み取るようにすること，汚れがひどい場合にはシャワーで洗い流すなど，局所の清潔を保つことと，刺激を避けることが基本となる。皮膚の敏感な赤ちゃんでは，おむつの素材の違いや，市販のお尻拭きの成分に反応する場合もあるので注意が必要である。これらの基本的ケアでもおむつかぶれが改善しない場合は，さまざまな軟膏での治療が加わる。

科学的根拠は乏しい

　おむつの歴史をみると，日本では1950年代頃に紙おむつが登場したものの，まだ紙綿を何枚か重ねたものを布でくるんだだけのものだった。その後，乳幼児用ライナーができたり，おむつの外側に防水紙が使われたりと開発が進み，現在に近い形のおむつが普及し始めたのは，1970年代から1980年代初頭であった。1980年代中盤には高分子吸収剤が採用され，1990年代に入りパンツ型紙おむつが登場する。

　紙おむつと布おむつには，それぞれ長所と短所があるが，現在では紙おむつが主流のなか，布おむつのよさも再注目されつつあるという段階であろう。布おむつより，紙おむつのほうが通気性がよいので，かぶれにくいという印象が一般にはあるように思われるが，今回のレビューでは科学的な裏付けを得るには至らなかった。

　また治療薬としての軟膏も，市販のもの，処方のものを含めて多種類あり選択に迷うが，明確な比較結果を示せるだけの科学的な根拠はないというのが現状である。

とびひ

　とびひ（伝染性膿痂疹）の治療に関して，5,578人が参加した68件のランダム化比較試験で検証された。合計で50もの治療が比較された。6件の研究で，抗菌薬の塗布がプラセボに比べて有効であることが証明され，4件の研究で，もっともよく使われるムピロシンとフシジン酸が他の

薬に比べて有効であるという根拠はなかった。10件の研究で，局所への
ムピロシン塗布が，エリスロマイシンの経口投与より少しだけ有効である
という報告があったが，経口薬と局所塗布薬に関しては治癒率に有意な差
を認めなかった。経口薬同士での比較では，ペニシリンはエリスロマイシ
ンに劣るという結果であった。感染防御のための液体使用に関しては，有
意な結果は認めなかった。副反応に関しては全般的に少なく，軽症で
あった。

Koning S, van der Sande R, Verhagen AP, van Suijlekom-Smit LWA, Morris AD, Butler CC,
Berger M, van der Wouden JC: Interventions for impetigo. Cochrane Database of
Systematic Reviews 2012, Issue 1. Art. No.: CD003261.

疑った際には早めの受診を

　とびひは，夏季に好発する感染力の強い，小児の代表的な皮膚感染症の1
つである。もともと皮膚に常在する黄色ブドウ球菌が，ひっかき傷などに感染
して生じたり，とびひに罹患している児との接触により感染する。皮膚のバリ
アが弱いと感染が起こりやすくなるため，アトピー性皮膚炎がある児ではリス
クが高くなる。

　「とびひになると困る」とは多くの人が認識しており，多数の論文の存在が
示すように，専門家の間でも関心が高い領域である。しかし，確立された治療
ガイドラインはなく，経口抗菌薬，外用薬など，多種多様なアプローチがなさ
れているのが現状である。とびひの怖さは，その進行の早さである。夜に小さ
な赤い水疱を見つけ，なんだろうと思っていると，朝にはいくつも同様の水疱
が広がり，一部はつぶれていたということも少なくない。また痒みを伴うた
め，掻かないようにすることも親子ともにかなりのストレスになる。

　最近注目されている問題の1つに，従来の抗菌薬が効きにくい耐性菌が増
えてきたことが挙げられる。難治性になると，皮膚に瘢痕を残すことがあるば
かりではなく，入院による治療が必要となる場合もある。

　まず家庭でできることとしては，日常のスキンケアや，爪を短く切る，傷を
引っ掻かないなどの衛生面への配慮，そして，とびひを疑ったときには早めに
受診して，軽いうちに適切な治療をすることであろう。また周囲への感染防止
のために，症状がひどい場合は幼稚園や保育園を休んだり，患部を保護材で覆
い物理的接触を避けるなどの配慮も大切である。

栄養補助によるアトピー性皮膚炎の治療

アトピー性皮膚炎の治療としての栄養補助の効果について，596人が参加した11件のランダム化比較試験で検証された。2件の研究で魚油が，コーンオイルあるいはオリーブオイル（プラセボ）と比較された。また，亜鉛補助対プラセボ，セレニウム補助対ビタミンE＋セレニウム対プラセボ，ビタミンD対プラセボ，ビタミンD対ビタミンE対ビタミンD＋ビタミンE＋ピリドキシン対プラセボ，シーバックシードオイル対シーバックパルプオイル対プラセボ，ヘンプシードオイル対プラセボ，ひまわり油対魚油対プラセボ，DHA対プラセボといった比較が，それぞれ1件の研究で検証された。魚油に関する研究で小さな有効性が示されていたが，アウトカム測定が多く，全体として有意な結果はなかった。

Bath-Hextall FJ, Jenkinson C, Humphreys R, Williams HC: Dietary supplements for established atopic eczema. Cochrane Database of Systematic Reviews 2012, Issue 2. Art. No.: CD005205.

プロバイオティクスによる湿疹治療

湿疹の治療としてのプロバイオティクスの有効性に関して，781人が参加した12件のランダム化比較試験で検証されていた。患者あるいは保護者が付ける症状スコアにおいても，治療者が付ける症状スコアにおいても，全般的に有意な差を認めなかったが，患者あるいは保護者が付ける0〜20の症状スコアと，治療者が付ける0〜102の症状スコアで，プロバイオティクス群において有意な改善を認めた。研究間の異質性の高さを反映していると考えられた。

Boyle RJ, Bath-Hextall FJ, Leonardi-Bee J, Murrell DF, Tang MLK: Probiotics for treating eczema. Cochrane Database of Systematic Reviews 2008, Issue 4. Art. No.: CD006135.

アトピー性皮膚炎とは

日常診療でよく遭遇するアトピー性皮膚炎は，痒みのある湿疹が増悪と寛解をくり返す疾患である。乳幼児期では，アトピー性皮膚炎の母親から，子どもがアトピー性皮膚炎になるのを防ぐには離乳食をどうすればよいかとか，乳児

湿疹が長引いたりひどくなったりした場合に，アトピー性皮膚炎かどうかといった相談をよく耳にする。

　原因や発症メカニズムは，まだはっきりとはわかっていないが，遺伝的要素に加えて，食物要因（卵，牛乳など），吸入要因（ダニ，ハウスダスト，花粉など），環境要因（温度，湿度，化学物質など），心理的要因など，さまざまな要素が複雑に絡み合っていると考えられている。

　治療は，スキンケア，抗原除去，薬物療法の大きく分けて3つのアプローチがある。大まかに言えば，皮膚を清潔にし，不要な刺激を避け，十分に保湿し皮膚のバリアを強めること，悪化原因となっているものが明らかであれば，除去すること，また症状がひどい場合には，ステロイド外用薬などを使用することなどが基本的な対応となる。ここでは，一般的な治療とは少し離れて，栄養補助，食事制限，心理的影響などを取り上げる。

🌸 民間療法は総じて科学的根拠が乏しい

　さまざまなオイルや，ビタミン剤などが試されている。そのなかで効果があったのは魚油であるが，それも小さな効果に過ぎないという結果であった。

　アトピー性皮膚炎については，上記の基本的な治療方針に加えて，さまざまな民間療法が取り組まれており，時代により流行りもある。その慢性的な経過とストレスの大きさがうかがい知れる。民間療法は，伝統的に効くとされているものから，新たに商業目的で効果が謳われているものまで玉石混淆であるが，総じて科学的根拠には乏しい。ステロイド外用薬の副作用への不安から，民間療法へと流れる患者もいるが，その不安は，ステロイド内服薬の副作用との混同からきていたり，漠然としたものであることが多いのも問題の1つである。

　最近流行りのプロバイオティクスとは，人体によい影響を与える微生物（乳酸菌など）を含む食品や製品のことを指し，ヨーグルトが代表的である。こちらは，手軽に取り組める治療として効果を期待したいところだが，残念なことに明らかな有意差は認めなかった。

食事制限によるアトピー性皮膚炎の治療

　アトピー性皮膚炎の治療としての食事制限について，421人が参加した

9件のランダム化比較試験で検証された。一般的なアトピー性皮膚炎の治療として，牛乳および卵の除去に有効性は認めなかった。また，同様に一般的な治療として成分栄養や厳格な食事制限を行なう Few Foods Diet という栄養法においても，有効性は認めなかった。卵に対するアレルギーがあると推測される児に対して，卵を除去することは，有意な症状の軽減につながった。

Bath-Hextall FJ, Delamere FM, Williams HC: Dietary exclusions for established atopic eczema. Cochrane Database of Systematic Reviews 2008, Issue 1. Art. No.: CD005203.

有効性について意見は分かれるが，卵除去は有効

アトピー性皮膚炎を含めたアレルギー性疾患の発症機序について，近年特に研究者の間で関心が高まっている。

かつては，食物アレルギーは腸の未熟性が原因であり，母乳や胎盤を通じて抗原に感作されると考えられ，乳幼児期にはその食物を避けることを基本とした治療であった。しかしその後の研究で，食事制限をしても，子どもの食物アレルギーは減少しないことが明らかになり，今までの常識が揺れ始めた。

現在は，アレルギー性疾患の発症に関して，経皮的な感作が注目されており，スキンケアの大切さが強調されると同時に，食事制限の良し悪しについては意見が分かれている。今回の結果をみても，一般的なアトピー性皮膚炎の治療に食事制限は効果がないという結果であった。

一方で，卵アレルギーのある子どもには卵除去が有効なので，少なくとも日常的に摂取した食物とアトピー性皮膚炎の症状の関連を意識しておくことは役に立ちそうである。

アトピー性皮膚炎をもつ子どもたちへの心理教育的介入

10件のランダム化比較試験で検証された。すべての介入で，一般的な治療に加える形で提供されていた。合計 2,003 人が参加した 9 件の教育的介入と，44 人が参加した 1 件の心理的介入があった。最大規模の 1 件の研究では，6 回にわたる標準化された教育プログラムの効果が検証され，有意な重症度の軽減を認めた。5 件のうち 3 件の研究ではそれぞれ有意な重症度の軽減を認めたが，全体として，臨床的に有意なレベルに至る

軽減は認めなかった。

Ersser SJ, Cowdell F, Latter S, Gardiner E, Flohr C, Thompson AR, Jackson K, Farasat H, Ware F, Drury A: Psychological and educational interventions for atopic eczema in children. Cochrane Database of Systematic Reviews 2014, Issue 1. Art. No.: CD004054.

ある程度は重症度の軽減が期待できる

　アトピー性皮膚炎は，心理的ストレスによっても症状が影響を受けると考えられている。ストレスがかかると，自律神経のバランスが乱れることで症状が悪化したり，イライラが強まることで痒みを耐える閾値が下がるのではないかという説もある。また，痒みにより集中力が落ちたり，見た目から自信や自尊心にも影響を及ぼすという報告もあるように，症状と心理的な側面が影響を及ぼし合う。

　今回の結果からは，心理教育的介入により，ある程度の重症度の軽減が期待できそうであるといえよう。実際の臨床の現場では，まだまだ薬物治療が主流であり，心理的サポートまで行なっている施設は極めて限られている。今後，心理領域のアプローチがさらに発展し浸透していくことを願いたい。

発達支援

言語発達遅延や障害への治療介入

　一次的言語発達遅延や障害への治療介入に関して25件のランダム化比較試験で検証された。音韻あるいは語彙の問題を持つ子どもに関しては，言語療法の有効性は示されたが，受容性の問題を持つ子どもには有効性はより低下していた。言語の感情表出的統語に関連した介入では，相反する結果が混在していた。介入が専門家によるものか，研修を受けた家族が行なうものかによる違い，また集団で行なうか個別的に行なうかによって，効果が異なるという根拠はなかった。言語能力が正常である別の子どもたちとともに治療を行なうことにより，治療効果がより現れた。

Law J, Garrett Z, Nye C: Speech and language therapy interventions for children with primary speech and language delay or disorder. Cochrane Database of Systematic Reviews 2003, Issue 3. Art. No.: CD004110.

家庭と学校 2 つの場面が支援の基盤となる

　言語発達の障害は，言語の理解はできるが，音韻や語彙の問題でうまく表現できない場合と，言語の理解と表現どちらもうまくできない場合とに大きく分けられる。前者の場合，軽度から中等度であれば小学校に入るぐらいまでに3/4 ぐらいの子どもは問題がなくなるとされている。一方，後者も年齢とともに言語能力は発達するがそのペースは遅く，学校への適応や学業に困難をきたす場合がある。また，自尊心が低下したり孤立したりという情緒・行動の問題を伴うことがある。いうまでもなく，言語発達はふだん過ごしている環境からの影響が大きい。専門家による言語療法はもちろん有効であるが，まずは日常的に圧倒的に長い時間を過ごしている，家庭と学校という両場面が支援の基底だということを意識しておきたい。

ディスレキシア

　ディスレキシアを持つ子どもの読むスキル向上のための音楽療法に関して，網羅的検索を行なったが，質の高い研究は見つからなかった。

Cogo-Moreira H, Andriolo RB, Yazigi L, Ploubidis GB, Brandão de Ávila CR, Mari JJ: Music education for improving reading skills in children and adolescents with dyslexia. Cochrane Database of Systematic Reviews 2012, Issue 8. Art. No.: CD009133.

抱える難しさが共有されにくい障害の 1 つ

　ディスレキシアとは，知的能力に問題はないのに，読み書き学習に著しい困難を持つ障害で，読み書き障害とも訳され学習障害の 1 つとされている。就学後，できるだけ早い時期に問題に気づくことが，早期支援につながる。支援方法としては，文字と音との対応，音韻操作に関する指導，語の区切り，語彙指導などの日々の指導を中心としており，音声情報のほうが理解処理能力が上がる傾向にあることから，タブレット機器を用いた教育支援などが検討されている。知的能力に問題がないがゆえに，周囲からも本人の抱えている難しさに気づかれず，さぼっているとかやる気がないと誤った理解や指導をされることがあるので注意が必要である。

自閉症スペクトラムに対する早期行動療法

　早期行動療法について，合計 203 人が参加した 1 件のランダム化比較試験と 4 件の比較試験で検証されている。適応行動や知能指数（IQ），コミュニケーション・言語スキル，社会化など，すべてのアウトカムで有意な改善が認められたが，4 件のランダム化されていない比較研究による結果であるため，解釈には注意が必要である。

Reichow B, Barton EE, Boyd BA, Hume K: Early intensive behavioural intervention (EIBI) for young children with autism spectrum disorders (ASD). Cochrane Database of Systematic Reviews 2012, Issue 10. Art. No.: CD009260.

自閉症スペクトラムとは

　自閉症スペクトラムとは，広汎性発達障害（PDD）とほぼ同義とみなされ，かつての自閉症，アスペルガー症候群，その他の広汎性発達障害といった分類群がすべて含まれる。相互的な対人関係の障害，コミュニケーションの障害，興味や行動の偏り（こだわり）の 3 つを主な特性とする。スペクトラムとは連続体という意味であり，特性も極めて広い幅があり，これらの特性が原因となり日常生活や社会生活技能に著しい障害が出た場合に，診断がつけられる。原因は，遺伝的素因を含む多要因が影響しているとされる。

　基本的にはその特性は生涯続くとされ，この特性を根本的に治癒させる治療は現時点ではなく，日常生活における実際の問題に応じた療育や支援がなされる。身体症状を含む精神薬理学的な介入が必要な場合は薬物治療を併用するが，今回のレビューでは薬物については割愛し，心理治療や行動療法などといった療育的な側面を中心に取り上げた。

効果はありそうだが，介入が濃厚

　療育や支援においては，さまざまな取り組みがなされているが，一貫してすべての人に，明らかな効果が保障されているものは極めて限られており，まさに試行錯誤の歴史ともいえる。1980 年代頃から，早期療育が盛んに取り入れられるようになり，近年その効果についての研究報告が次第に増えてきた。早期行動療法もその 1 つであり，6 歳以下の子どもを対象とした，週 20〜40 時間の応用行動分析に基づいた治療のことをこのレビューでは指す。結果は効果

がありそうだということであった。

日本でも，発達の問題を早期に発見して早期療育に結びつけ，発達を促そうという方向性になっている。とはいうものの，ここでいう早期行動療法は，単純計算で週5日で通ったとして1日当たり4時間（半日）から8時間（全日）の療育である。年齢を考えるとかなり濃厚な介入といえる。実際問題として，日本でこのレベルの療育を受けている子どもの数は限られており，療育の内容や質についても検討が必要である。

親による早期介入

親による早期介入の効果について，合計6か国で行なわれ919人が参加した17件の研究で検証されているが，統合できた研究は10件ほどであり，以下の結果はこの統合できた研究の結果である。コミュニケーションや言語スキルなど主要な評価項目においては，有意な差を認めなかった。ただし，親子の相互作用に関連した項目については，有意な差を認めた。

Oono IP, Honey EJ, McConachie H: Parent-mediated early intervention for young children with autism spectrum disorders (ASD). Cochrane Database of Systematic Reviews 2013, Issue 4. Art. No.: CD009774.

結果は参考程度に

この結果を解釈するには注意が必要である。まず研究方法自体に問題点があること，研究方法がさまざまであるため，結果を統合して客観的な結論を出すのが難しいことがその理由である。したがって，この結果はあくまでも参考程度でとどめ，今後はより客観的な効果判定をするための研究を考案していくことが望まれる。臨床の現場では，まずは実践していくなかで，短期，長期における効果判定を明確にしていくこと，その結果を踏まえて，子どもや保護者からのフィードバックを参考にしながら，支援方法を確立していくのがよいだろう。

ソーシャルスキル向上のための介入

ソーシャルスキルグループと呼ばれるグループによる，ソーシャルスキル向上のための介入について，196人が参加した5件のランダム化比較試験で検証された。社会性能力や友人関係の質については，有意に向上していた。情緒認知，イディオムを用いたソーシャルコミュニケーションなどには，有意な差を認めなかった。

<small>Reishow B, Stener AM, Volkmar F: Social skills groups for people aged 6 to 21 with autism spectrum disorders (ASD). Cochrane Database of Systematic Reviews 2012, Issue 7. Art. No.: CD008511.</small>

 ある程度はスキル向上も可能

学校や会社などで対人関係をうまく築けるようにと，さまざまなソーシャルスキルへの介入が取り組まれている。一般的には，実生活においてトラブルになりやすい具体的な例を用いて，その状況でどう判断し行動するかを学んでいくスタイルをとることが多い。レビュー結果によると，理解し知識を増やすこと，経験を増やすことで，ある程度ソーシャルスキルが向上することもあるが，根本的な認知特性から，改善が難しいことがあるといえよう。特に，相手の気持ちを読み取る，たとえ話を理解するなどといった点は，改善しにくい領域であるようだ。

音楽療法

音楽療法について，165人が参加した10件の研究で検証されている。治療文脈の内外における社会性相互作用，治療文脈における非言語コミュニケーション，言語によるコミュニケーションスキル，初動行動，社会情緒の受け止めについては有意に改善を認めたが，治療文脈外の非言語コミュニケーションについては有意な差を認めなかった。

<small>Geretsegger M, Elefant C, Mossler KA, Gold C: Music therapy for people with autism spectrum disorder. Cochrane Database of Systematic Reviews 2014, Issue 6, Art. No.: CD004381.</small>

心の理論認知モデルによる介入

　心の理論認知モデルによる介入の効果について，695人が参加した22件のランダム化比較試験で検証された。研究の異質性が高く，全体に質の低い傾向がみられた。感情認知に焦点を当てた介入では有意な改善を認め，医療者主導の共同注意介入により成人–子ども間での共同注意行動が生まれやすいといった効果を認めた。

　Fletcher-Watson S, McConnel F, Manola E, McConachie H: Interventions based on the theory of Mind Cognitive model for autism spectrum disorder (ASD). Cochrane Database of Systematic Reviews 2014, Issue 3. Art.: CD008785.

根本的治療は難しい

　この2つのレビューでは，学習し経験したことに関してはある程度改善するが，そのことが新しい状況において，必ずしも応用され，活かされるわけではないということが示されている。そこが発達障害の生まれもった特性であり，根本的に治癒することは難しいといわれる所以であろう。

グルテン，カゼイン除去食

　グルテンおよびカゼイン除去食の効果について，2件の小規模なランダム化比較試験で検証されているが，結果を統合することはできなかった。全般的な自閉症傾向，社会的孤立，コミュニケーションおよび社会性について，有意な改善を認めたものの，全般的な研究の質や規模から，有意な結論は導き出せなかった。

　Millward C. Ferriter M, Calver SJ, Connell-Jones GG: Gluten- and casein-free diets for autistic spectrum disorder. Cochrane Database of Systematic Reviews 2008, Issue2. Art.: CD003498.

ω-3脂肪酸補助療法

　ω-3脂肪酸補助療法の効果について，合計37人が参加した2件のランダム化比較試験で検証されたが，いずれの結果においても有意な差を認め

なかった。

James S, Montgomery P, Williams K: Omega-3 fatty acids supplementation for autism spectrum disorders (ASD). Cochrane Database of Systematic Reviews 2011, Issue 11. Art. No.: CD007992.

ビタミン B₆ およびマグネシウム補助療法

　ビタミン B₆ およびマグネシウム補助療法の効果について，33 人が参加した 3 件の研究で検証された。いずれの研究においても有意な効果は認めなかった。

Nye C, Brice A: Combined vitamin B6-magnisium treatment in autism spectrum disorder. Cochrane Database of Systematic Reviews 2005, Issue 4. Art. No.: CD003497.

鍼指圧治療

　鍼指圧治療の効果について，390 人が参加した 10 件のランダム化および非ランダム化試験で検証された。2 件の研究では針による鍼治療が偽物の鍼治療と比較された。コミュニケーションなど一部の症状の軽減に有意な差を認めたものの，主要な評価項目では有意な差を認めなかった。6 件の研究では鍼治療が通常の治療法と比較されたが，評価方法が異なるため統合できなかった。中には自閉症傾向が軽減されるという結果の研究もあった。2 件の研究では，通常の診療にあわせて指圧治療を行なう場合を，通常診療のみの場合と比較しており，いくつかの項目で有意な差を報告しているものの，重要な主要評価項目では有意な差を認めなかった。4 件の研究で副反応を検討しており，その例として，出血や痛み，落ち着かない，睡眠不足，といったことが挙げられた。

Cheuk DKL, Wong V, Chen WX: Acupuncture for autism spectrum disorders (ASD). Cochrane Database of Systematic Reviews 2011, Issue 9. Art. No.: CD007849.

民間療法・代替療法には慎重な判断を

　自閉症スペクトラムに関しては，さまざまな民間療法や代替療法が試されているが，今のところ決定的な効果を認めている治療法はない。それぞれグルテ

ンおよびカゼイン除去食，ω-3脂肪酸補助療法，ビタミンB_6およびマグネシウム補助療法などの自閉症スペクトラムに対する治療効果を取り上げているが，推奨に至るまでの結論は導き出せていない。また，これらの民間療法や代替療法においては，十分に副反応やデメリットが検討されているとはいえないものもあり，慎重な判断が必要である。同時に，保護者のなんとか治したいという気持ちや不安に便乗した悪徳商法もあるため，正しい情報が浸透するようにする必要がある。

ADHDに対するペアレンティング・トレーニング

　5歳から18歳の注意欠如多動性障害（ADHD）の保護者を対象にした，ペアレンティング・トレーニングの効果について，284人が参加した5件の研究で検証されていた。うち，1件の研究はペアレンティングのスキルそのものの向上を検証していた。子どもの行動への影響を検証していた4件の研究のうち，2件は家庭での行動，2件は学校での行動に焦点が当たっていた。前者では，1つの研究では有意な結果は1つも示されなかったものの，もう1つの研究では有意な行動の改善が認められた。後者でも，同様に，1件の研究では有意な結果が示されず，もう1件の研究では有意な行動の改善が認められた。

Zwi M, Jones H, Thorgaard C, York A, Dennis JA: Parent training interventions for Attention Deficit Hyperactivity Disorder (ADHD) in children aged 5 to 18 years. Cochrane Database of Systematic Reviews 2011, Issue 12. Art. No.: CD003018.

家族療法

　家族療法の効果について，2件の研究で検証された。1件の研究では有意な差を認めなかったが，もう1件の研究では効果が少し観察された。

Bjornstad GJ, Montgomery P: Family therapy for attention-deficit disorder or attention-deficit/hyperactivity disorder in children and adolescents. Cochrane Database of Systematic Reviews 2005, Issue 2. Art. No.: CD005042.

ソーシャルスキル介入

　ソーシャルスキルについて，747人が参加した11件のランダム化比較試験で検証された。参加者は5歳から12歳の子どもであった。介入期間は8〜10週から2年間まであった。ソーシャルスキル介入の内容には，その名の通りソーシャルスキル研修，認知行動介入，多様行動心理社会療法，行動療法などであった。半数以上の研究に割り付けの問題があり，質が高いとは言えなかった。統合された結果，ソーシャルスキル，行動，症状などに，有意な差を認めなかった。

Storebo OJ, Skoog M, Damm D, Thomsen PH, Simonsen E, Gluud C: Social skills traning for Attention Deficit Hyperactivity Disorder (ADHD) in children aged 5 to 18 years. Cochrane Database of Systematic Reviews 2011, Issue 12. Art. No.: CD008223.

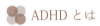
ADHDとは

　ADHDは，発達障害のなかでも特に耳にすることが多い疾患であろう。多動性，衝動性，不注意を3つの大きな特徴とし，これらの症状は単独である場合も，すべてをあわせもつこともある。

　ADHDは，比較的明解な診療ガイドラインがつくられている。治療は主に，薬物治療と心理社会的治療の2つがあり，薬物治療に関しては，アトモキセチンとメチルフェニデートという薬が使われ，効果もある程度確立されている。心理社会的治療としては，集中しやすい環境づくりや学校での配慮，個別教育支援などといった，環境調整，保護者が具体的な対処法を学ぶペアレンティング・トレーニング，本人が状況に合った適切な言動を学ぶソーシャルスキルトレーニングなどといった支援が含まれる。

まずは心理社会的治療を

　その他さまざまな取り組みがなされているが，いずれも効果を認め推奨されるまでには至っていない。したがって，ADHDに関しては，まず効果の確立している心理社会的治療を軸に，さらに症状が強く日常生活への支障が大きい場合には薬物治療を考慮するということになろう。今後さらに，学校など教育機関での支援がより多様性をもち，子どもや家族のニーズに柔軟に対応できるようになることが望まれる。

ペアレンティング・トレーニングで適切な支援を学ぶ

　もしかするとADHDかもしれないという発達障害の可能性についての気づきがないと，ADHDの子どもは，落ち着きがない，辛抱が足りない，自己中心的，乱暴，やる気がないなどといった，本人の性格的な問題であるとの誤解を受けやすい。特に知的障害を伴わない場合，わかっているのにやらない，言うことを聞かないととらえられて，家でも学校でも，厳しい叱咤や指導をくり返し受けやすい。とはいえ発達障害の特性を理解した適切な指導でなければ，なかなか行動の改善に結びつきにくい。そのなかで，自信を失ったり，逆にさらに反抗的，挑戦的な態度を増悪させることもありうる。これらは，不登校，うつ，反抗挑戦性障害などといった2次障害への引き金となることがあるため，周囲が正しく理解することが何よりも重要である。

　ペアレンティング・トレーニングは，この正しい理解と適切な支援を保護者が学ぶ訓練であり，今回，科学的にも効果が保障されたことは，支援を受ける側にも提供する側にも，今後の励みと自信になる。薬物治療の前に，まずやれることがたくさんあるのである。

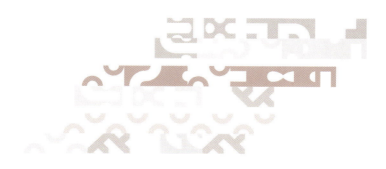

おわりに：情報の探し方

　ここまで，大きく6つのカテゴリで，妊娠から出産に至るまでの期間で特に病的な状態がない場合に，「ある程度確かなこと」だとわかっていることについて整理してきました。そこからわかることは，

- 葉酸や鉄剤の摂取といった少数のことを除き，
  どの妊婦にも効果的なことは実に少ないこと
- 妊娠・出産は，女性にとって社会的にも精神的にも
  より支援を必要とする時期であること
- 妊娠・出産の時期を通して，適切な食事や適切な運動など，
  「常識的」な生活を送ることが重要であること

といったことです。

　医療従事者には，それぞれの妊婦の置かれた社会的状況や価値観を尊重しつつ，適切なレベルの生活習慣に向かうよう，指示的にならないように伴走していくことが求められています。一方，妊娠・出産を迎える女性には，極端な栄養素の制限をしたりせず，きわめて「常識的」な生活習慣を心がけつつ，社会的にも精神的にも容易に危機に陥る可能性を踏まえて，必要に応じて，医療側や制度側を頼るということが勧められます。

　この本で示されたような確かなこと（＝科学的根拠）は，膨大な医療的研究の中でも，頂点に位置するような確度の高い情報です。このような確度の高い情報は，先に挙げたようなごく少数の例を除いて，示していることはどれも，きわめて常識的なことです。すなわち，妊娠・出産の経過や結果がよくなる魔法のような方法が特別に存在しているわけではなく，適切な生活習慣を保つという，ともすれば当たり前だと言われてしまうようなことこそが，実は大切なのです。

　医療従事者も患者・市民も，こういった科学の世界で得られる情報に対して

一定の敬意を払いつつ，今までそれぞれに構築されてきた自分の考え方や捉え方を検証する手段として，この本を用いていただければと思います。また，もし今この時点で，それぞれの捉え方が正しかったとしても，科学技術の進歩や時代による生活習慣・文化などの移り変わりによって，それが「確たるもの」ではなくなる可能性もあります。自分の捉え方をいつでも修正できるような謙虚な姿勢が必要です。科学的根拠から示される情報の表層にとらわれるのではなく，可能な範囲でより深みをもって，その情報を理解することも大切です。

　妊娠や出産は，なにごとも起こらなければ，正常かつ生理的なプロセスです。一方で，近代化された生活から人間はさまざまな影響を受けています。何か起こったときに，あるいは起こらないようにするために，日々進歩する科学技術の力によって救われる生命もあり，必要に応じてこういった技術の助けを得ることもあります。この，何もしないで自然にかえることと，必要なときには科学の力に頼ることとのバランスを適切に保ち続けることは，案外難しいものでもあります。これは，妊婦や家族と医療従事者が同じ情報を共有したうえで対話し，その時々に適切な判断が生まれることによって実現されるものだと思います。

　2018 年 2 月

　　　　　　　　　　　　　　　　　　　　　　　　　　　　著者ら

索 引

欧文

ADHD　109
　　　——，ソーシャルスキルトレーニング
　　　　　　　　　　　　　　　　　109
　　　——，ペアレンティング・トレーニング
　　　　　　　　　　　　　　　　　109
BFH　83
DV　75
EPDS　69
IVF 治療　52
PDD　103
VBAC　47
ω-3 脂肪酸　69, 90

あ

亜鉛欠乏症　21
赤ちゃん
　　　——，おむつかぶれ　95
　　　—— にやさしい病院（BFH）　83
　　　—— の皮膚トラブル　95
　　　—— の皮膚トラブル，とびひ　97
アトピー性皮膚炎　98
　　　——，心理教育的介入　101

い

院内助産所　6

え

会陰切開　64
　　　——，助産師によるケア　6
会陰裂傷　64
エジンバラ産後うつ病質問票（EPDS）　69
塩分摂取　16

お

おしゃぶりの使用　86
親のメンタルヘルス　79

か

外回転術　42
カップ授乳　85
家庭内暴力（DV）　75
カフェインの過剰摂取　28
鉗子・吸引分娩，助産師によるケア　6
浣腸　56

き

喫煙　26
仰臥位での分娩　59

け

経口避妊薬　91
経口補液　63
継続的なサポート　9
経腟分娩　45
　　　——，骨盤位　45
ケトーシス　62
言語発達の障害　102

こ

広汎性発達障害（PDD）　103
高齢出産　81
子育てへの支援体制　12
骨盤位　41
骨盤位分娩　42
　　　——，外回転術　42

さ

逆子　41
逆子体操　44
産後うつ病　74
産後早期の母子接触　84
産後の子育て支援　77
産褥期精神病　74

113

し
自然分娩　6
　——．継続的なサポート　9
　——．出産の場所　6
　——．助産師によるケア　6
自閉症スペクトラム　103
若年出産　81
周産期死亡率　3
周産期メンタルヘルス　68
受動喫煙　27
授乳の際の乳首の痛み　93
脂溶性ビタミン　17-19
静脈ルート確保　63
女性とうつ病　70
鍼灸　44

す
水中出産　57
垂直位での分娩　59
水溶性ビタミン　18
ストレス軽減　37

せ
生殖補助医療における多胎妊娠　52
精神科治療薬の胎児への影響　71
切迫早産　35

そ
早期退院　11
早産　21
　——．亜鉛欠乏症　21
　——．助産師によるケア　6
　——　に至る経過　40
　——　につながるリスク　31
　——　の可能性が高い妊婦　38
早産児の治療成績　39
双胎妊娠　50
ソーシャルスキルトレーニング　109
ソーシャルスキルへの介入　105
　——．発達支援　105

た
体位変化　43

　——．骨盤位の矯正　43
体外受精 (IVF) 治療　52
胎児性アルコール症候群　27
多胎妊娠　48
　——．早産のリスク　50

ち
地域ぐるみの継続的なサポート　10
乳首のトラブル　93
超音波検査　3
鎮痛薬の使用，継続的なサポート　9

て
帝王切開　45
　——．外回転術　42
　——．骨盤位　45
　——．助産師によるケア　6
帝王切開後の経腟分娩 (VBAC)　47
低出生体重　3, 18, 20, 21, 32, 34, 50
　——．亜鉛欠乏症　21
ディスレキシア　102
剃毛　56
適度な外気浴　19
伝染性膿痂疹　96
点滴による補液　63
電話によるサポート　8

と
導尿　56
独立した助産施設　6
とびひ　97

に
二重抗原曝露仮説　90
二分脊椎の予防　15
　——．葉酸　15
入院日数，産後　11
乳腺炎　94
入浴
　——．分娩第 1 期　57
　——．分娩第 2 期　57
妊産婦手帳　1
妊娠高血圧症候群　16, 21
　——．塩分摂取　16

索 引

———, カルシウム　21
妊娠前後の葉酸投与　15
妊娠中
　——— の体重管理　22
　——— の体重増加　14
　——— の葉酸投与　15
妊娠糖尿病　24
認知行動療法　72
妊婦健診　3, 5
　———, 集団で行なう　5
　——— の間隔や回数　3
妊婦の満足度　3

は———

母と子の関係構築　85
パルトグラム　60

ひ———

ビタミン D 欠乏症　19
非妊娠時のうつ病　71

ふ———

プロゲステロンの投与　34
　———, 早産予防　34
分娩経過中の内診　61
分娩時間, 継続的なサポート　9
分娩進行表　60
分娩第 1 期　57
　——— における姿勢　58
分娩第 2 期　57
　——— の姿勢　59
分娩中の水分補給や食事　62

へ———

ペアレンティング・トレーニング　80, 109
ベッド上安静　37
　———, 切迫早産　37
ベビーマッサージ　79

ほ———

母子健康手帳　1
母子同室　84
母乳
　———, 子どものアレルギー発症との関連
　　　　　　　　　　　　　　　　　89
　——— の分泌　87
　——— への薬物移行　75
母乳育児　6, 83
　———, 出産の場所　6
母乳育児成功のための 10 ヵ条　83

ま———

マタニティブルーズ　74

み———

味覚異常, 亜鉛欠乏症　21

む———

無痛分娩, 助産師によるケア　6

ゆ———

有酸素運動　23

よ———

葉酸投与
　———, 妊娠前後　15
　———, 妊娠中　15

り———

離脱症候群, 抗うつ薬　71
離乳食　88
　———, 子どものアレルギー発症との関連
　　　　　　　　　　　　　　　　　89

わ———

若い女性のやせ志向　14